高等院校医学实验教学系列教材

医学寄生虫学实验教程

Experimental Textbook of Medical Parasitology

第 5 版

主　编　崔　晶　刘红丽

主　审　殷国荣　王中全

副主编　秦元华　王春梅　申金雁　龙绍蓉　刘若丹

编　委　（按姓氏笔画排序）

王中全	郑州大学	王花欣	山东中医药大学
王春梅	南方医科大学	王慧忠	山西医科大学晋祠学院
龙绍蓉	郑州大学	叶建斌	莆田学院
申金雁	山西医科大学	冯金梅	江汉大学
刘红丽	山西医科大学	刘若丹	郑州大学
苏菊香	佳木斯大学	李英辉	空军军医大学
何深一	山东大学	张　军	河南大学
胡　丽	西安交通大学	战廷正	广西医科大学
秦元华	大连医科大学	殷国荣	山西医科大学
崔　晶	郑州大学	董惠芬	武汉大学
蒋立平	中南大学	靳　静	河南医学高等专科学校

科学出版社

北　京

内 容 简 介

本实验教程分为 4 篇：实验总则、医学蠕虫、医学原虫和医学节肢动物。根据高等医学院校五年制和长学制培养计划，重点描述了数十种严重危害人类健康的常见寄生虫和重要病媒节肢动物的形态学，详细介绍了常用实验诊断操作技术。全书彩印，有实物标本拍摄的寄生虫形态彩色照片 150 余幅，形态逼真，图文并茂，并附有医学节肢动物检索图 4 幅，可满足医学寄生虫学的实验教学。

本教材适合于高等医药院校各专业本科生使用，也可供医药卫生专业教师、医学检验与临床医护人员、疾病预防与控制人员及科研人员参考。

图书在版编目 (CIP) 数据

医学寄生虫学实验教程/崔晶，刘红丽主编 . —5 版 . —北京：科学出版社，2024.1

高等院校医学实验教学系列教材

ISBN 978-7-03-077345-6

Ⅰ . ①医… Ⅱ . ①崔… ②刘… Ⅲ . ①医学–寄生虫学–实验–医学院校–教学参考资料 Ⅳ . ① R38-33

中国国家版本馆 CIP 数据核字（2023）第 244323 号

责任编辑：王 颖/责任校对：宁辉彩
责任印制：张 伟/封面设计：陈 敬

科 学 出 版 社 出版

北京东黄城根北街 16 号
邮政编码：100717
http://www.sciencep.com

北京中科印刷有限公司 印刷
科学出版社发行 各地新华书店经销

*

2004 年 2 月第 一 版 开本：787×1096 1/16
2024 年 1 月第 五 版 印张：9
2024 年 1 月第二十六次印刷 字数：210 000

定价：**45.00 元**

（如有印装质量问题，我社负责调换）

前　　言

　　本实验教程自 2004 年出版以来已历时 20 载，有 30 多所医药院校的临床医学、预防医学、基础医学、法医学、医学检验技术、口腔医学等专业使用，承蒙同行的肯定和学生的好评。本次修订，仍保留第 4 版的精髓和结构框架，分为实验总则、医学蠕虫、医学原虫和医学节肢动物 4 篇，便于在教学中选用。本版教程继续遵循基本理论、基本知识和基本技能的基本原则，重点描述了常见寄生虫的形态学和病原学检查、免疫学检查及寄生虫培养技术，特别是采用实物标本拍摄的寄生虫彩色照片，与实验课所观察的标本色彩一致，可使学生在实验中快速、准确地识别标本，并加深印象。书中附有部分寄生虫生活史图解、虫卵和幼虫形态比较表、粪便中常见非寄生物、节肢动物检索等插图。本版教程更新了部分寄生虫标本彩图，达到 150 余幅。在技术操作部分，采纳了我国近年来发布的重要寄生虫病诊断标准中的检测方法。

　　本实验教程由 17 所院校具有丰富寄生虫学教学经验的教授、副教授和高级实验师为主执笔，全体编写人员付出了艰辛的努力；最后由学风严谨、具有寄生虫学教材丰富编纂经验的本教程第 1～4 版主编、山西医科大学殷国荣教授认真审阅了全部书稿。科学出版社为本教程付梓做了大量工作。前 4 版教程的编写人员的付出为本教程奠定了基础，谨此表示诚挚的感谢。

　　虽然本实验教程经过几次修订，但难免存在纰漏，敬请读者不吝指正。

崔　晶　刘红丽

2023 年 10 月

目 录

第 3 篇　医学原虫 Medical Protozoa

第 4 篇　医学节肢动物 Medical Arthropod

第1篇 实 验 总 则
General Principles for Experiments

实验是医学寄生虫学教学的重要组成部分，主要为验证性实验。通过实验可以使学生巩固和加深对理论知识的理解，熟悉和掌握寄生虫的形态结构，训练寄生虫学基本实验技能，掌握实验观察的基本方法，培养实事求是的科学态度和独立工作的能力，为后续课程的学习和临床应用打下坚实的基础。

第1单元 实验规则与方法
Rules and methods for experiments

一、实验室规则与注意事项
Rules and notes for laboratory

实验室是供学生开展实验的重要场所。在实验室内，学生通过实物观察和技术操作，进一步理解、巩固和掌握理论课内容，掌握寄生虫检验、鉴定等基本技能。学生必须遵守实验室的有关规章制度。

（1）每位学生必须严格遵守实验室规则。不得迟到、早退或无故缺课，生病或有事应向任课教师请假。

（2）在实验室内不做与实验无关的事情。应保持肃静，保证实验室的良好秩序。实验过程中如有问题，应举手后再询问，不得高声呼叫、喧哗或随意走动。

（3）实验前，要认真检查所用器材、标本等是否完好、齐全，如有缺损应及时向教师报告，不得随意调换仪器、标本等。

（4）操作时，按实验教程逐项进行。仔细观察标本，做好记录，充分了解标本的特点。肉眼观察的大体示教标本，不要随意移动。镜下示教标本，只在必要时，调节光源和细调焦钮，以免所示标本移位，影响其他学生观察。

（5）注意节约，爱护仪器和设备，不得随意摆弄室内仪器设备。爱惜标本，标本损坏应及时报告。

（6）注意安全，保护环境。使用危险品或感染性病原体时，应严格按照操作规程进行，并注意防护。严禁随意丢弃感染性病原体或含有病原体的物品、动物尸体及排泄物等。

（7）保持实验室整洁，禁止随地吐痰、禁止吸烟、禁止饮食。实验完毕后，应将实验台收拾整洁，检查标本、器材，并按原位放好或送还标本室，如有遗失或损坏，应及时报告教师。每次实验结束，值日学生应做好实验室清洁，关好门、窗，断水、断电后再离开。

（8）发生事故，应及时报告。发生重大事故时，应及时抢救受伤人员，尽力阻止事故扩大，并保护好事故现场。

二、实验程序与要求
Experimental procedures and requirements

1. 预习

在课前，应认真预习实验教程以及教材的有关内容，必须对该次实验的内容、目的与要求、操作方法有一定的了解。

2. 观看影像

一般在每次实验开始，先观看影像资料。这些珍贵的影像资料不仅使学生概括了解实验内容，更重要的是可直观地看到寄生虫病发生的现场和活体寄生虫。

3. 讲解

一般由教师对该次实验内容的安排及注意事项进行讲解，让学生有充分的时间按实验教程的要求进行独立操作与观察。

4. 操作与观察

由学生独立进行操作和观察。在实验中要按实验教程认真操作，仔细观察，做好记录。有关基本技能的训练，要按操作程序反复练习，以达到一定的熟练程度。

5. 示教

多数实验将一些少见的寄生虫标本和病理标本作为示教，其目的是使学生在实验课有限的时间内有获得更多学习知识的机会。

6. 实验报告

实验报告必须强调科学性，实事求是地记录、绘制。在实验结束时，由学习委员将实验报告按学号排序，呈交教师。学生应认真阅读教师批改的实验报告，不断提高实验质量。

7. 小结

实验结束时，由师生共同总结本次实验的主要收获，以及今后应注意的问题。

三、光学显微镜的使用与维护
Use and maintenance of optical microscope

1. 普通光学显微镜的结构

普通光学显微镜由机械部分、照明部分和光学部分组成，其主要结构和部件名称参见图 1-1。

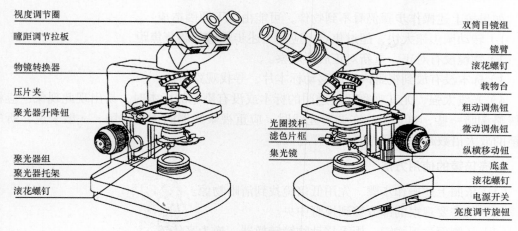

视度调节圈
瞳距调节拉板
物镜转换器
压片夹
聚光器升降钮

聚光器组
聚光器托架
滚花螺钉

双筒目镜组
镜臂
滚花螺钉
载物台
粗动调焦钮
微动调焦钮
纵横移动钮
底盘
滚花螺钉
电源开关
亮度调节旋钮

光圈拨杆
滤色片框
集光镜

图 1-1 光学显微镜结构示意图

2. 低倍镜的使用方法

（1）检查：右手握紧镜臂，左手托住底盘，轻轻放在实验桌上。先检查显微镜各部件有无缺损，如发现有损坏或性能不良者，立即报告教师请求处理。

（2）准备：将显微镜放于操作者前方略偏左侧，转动粗动调焦钮，将载物台下降（或镜筒升高），使物镜与载物台的距离拉开。再转动物镜转换器，将低倍镜对准载物台中央的通光孔（可听到"咔嗒"声）。

（3）对光：打开光圈，上升聚光器，双眼向目镜内观察，同时调节反光镜的方向（电光源显微镜无反光镜，应调节亮度调节旋钮），直到视野内光线明亮均匀为止。反光镜的平面镜易把其他景物映入视野，一般用凹面镜对光。

（4）放玻片标本：玻片标本的盖玻片向上，将玻片标本放在载物台前方，然后推至物镜下，用压片夹压住，或用弹簧夹夹住，然后把需要观察的部分移到通光孔的正中央。

（5）调节焦距：从显微镜侧面注视物镜镜头，同时转动粗动调焦钮，使载物台缓慢上升（或镜筒下降），当低倍镜镜头与玻片之间的距离约 5mm 时，从目镜里观察视野，左手慢慢转动粗动调焦钮，直至视野中出现物像为止。如物像不太清晰，可转动微动调焦钮，使物像更加清晰。调节焦距时，要认清物镜的放大倍数，不同放大倍数物镜的工作距离不同（图 1-2）。

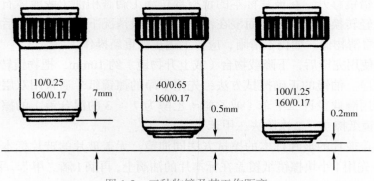

10/0.25
160/0.17   7mm

40/0.65
160/0.17   0.5mm

100/1.25
160/0.17   0.2mm

图 1-2 三种物镜及其工作距离

如果按上述操作步骤仍看不到物像，可能由以下原因造成：

1）转动调焦钮太快，超过焦点，应按上述步骤重新调节焦距。

2）物镜没有对正，重新对正后再观察。

3）标本没有放到视野内，应移动标本片，寻找观察对象。

4）光线太强，尤其观察比较透明的标本或没有染色的标本时，易出现此现象，应将光线略调暗一些，再观察。在调节光线时，应重视聚光器的重要作用。一般来说，所用物镜的放大倍数越小，聚光器的位置越低。

3. 高倍镜的使用方法

（1）依照上述操作步骤，先用低倍镜找到清晰物像。

（2）将需要观察的部分移到视野中央。

（3）从侧面注视物镜，用手移动物镜转换器，换为高倍镜。

（4）双眼向目镜内观察，同时微微转动微动调焦钮，直至视野内出现清晰的物像为止。按上述操作仍看不到物像时，可能由下列原因造成：

1）需要观察的部分不在视野内，应在低倍镜下寻找到观察目标后，移到视野中央，再换高倍镜观察。

2）标本片放反了（玻片的物面应向上），应把标本片放正后，再按上述步骤操作。

3）焦距调节不准确，应仔细调节焦距。

有的显微镜的高倍镜与低倍镜不配套，从低倍镜转换至高倍镜时，往往转不过来或撞坏标本（物镜松动时，也有此现象），如遇到此情况，可把载物台略微下降（或镜筒略微升高），直接用高倍镜调焦。方法：从侧面注视物镜，转动粗动调焦钮，使高倍镜镜头下降至与玻片最短距离，再观察目镜视野，慢慢转动微动调焦钮，使镜头缓缓上升，直至物像清晰为止。

如需要更换标本时，应先将载物台下降（或镜筒升高），然后把标本片移到载物台前方，再拨开压片夹，取出玻片。

4. 油镜的使用方法

（1）按低倍镜→高倍镜的操作步骤，先找到清晰的物像，然后把需要放大观察的部分移到视野中央。调节聚光器上升到最高处，光圈调大。

（2）将高倍镜移开，在玻片标本的镜检部位滴1滴香柏油（或液体石蜡），从侧面注视镜头，轻轻转换油镜，使镜面浸在油滴中。一般情况下，转过油镜后微微转动微动调焦钮，即可看清物像。如仍不清晰，应按上述步骤重新操作。

（3）油镜使用完毕后，下降载物台（或上升物镜）约10mm，把物镜转到一边，用擦镜纸把镜头擦净。油镜的正确擦拭方法：先用干净的擦镜纸（通常用双层）擦去镜头上的香柏油，再用蘸取少许二甲苯（或乙醚：乙醇为7：3的混合液）的擦镜纸轻擦，最后用干净的擦镜纸擦1～2次除去二甲苯。

（4）封加盖玻片的玻片标本的擦拭方法同油镜。无盖玻片的玻片标本，可采用拉纸法擦拭。方法：先用1小块擦镜纸覆盖在标本片的油滴上，再滴1滴二甲苯，平拉擦镜纸（切忌用力擦拭），反复几次即可擦净。

5. 显微镜使用的注意事项及维护

（1）取显微镜时必须右手握紧镜臂，左手托底盘。切勿一手斜提、前后摆动，以防镜头或其他零件掉落。

（2）观察标本时，显微镜距实验台边缘应保持一定距离（约5cm），以免显微镜翻倒落地。

（3）使用时应严格按步骤操作，熟悉显微镜各部件性能，掌握粗动、微动调焦钮的转动方向与载物台或物镜的关系。转动粗动调焦钮时，眼睛必须注视物镜的镜头。

（4）观察带有液体的临时标本时要加盖玻片，应将显微镜充分放平，以免液体污染镜头和显微镜。

（5）粗动、微动调焦钮要配合使用，微动调焦钮不能单方向过度旋转。调节焦距时，要从侧面注视物镜下降，以免压坏标本和损坏镜头。

（6）用单筒显微镜观察标本时，应双眼同时睁开，左眼观察物像，右眼用以绘图。左手调节焦距，右手移动标本或绘图。

（7）禁止随意拧开或调换目镜、物镜和聚光器等零件。

（8）显微镜的光学部件不可用手指、纱布、手帕或其他粗糙物擦拭，以免磨损镜面。需要时只能使用擦镜纸擦拭。

（9）凡有腐蚀性和挥发性的化学试剂和药品，如碘、乙醇溶液、酸类、碱类等都不可与显微镜接触，如不慎污染时，应立即擦干净。

（10）实验完毕，应将标本片取出，用擦镜纸将镜头擦拭干净后移开（通常转换4×物镜于镜下），不能与通光孔相对（把物镜转离聚光器上方）。将电源线收好，放回镜箱。切不可把显微镜放在直射光线下暴晒。

四、显微测微尺的使用
Use of microscope micrometer

1. 显微测微尺的组成

寄生虫大小的测定，一般使用显微测微尺。显微测微尺由目镜测微尺（ocular micrometer）和镜台测微尺（stage micrometer）组成（图1-3）。

（1）目镜测微尺：简称目微尺，是1块直径20mm的圆形玻璃片。它上面有直线刻度或网格式标尺。网格式的目微尺可用来测量物体的体积。

（2）镜台测微尺：简称台微尺，是1块特制的载玻片。其中央镶有1个刻度标尺，全长1mm，共划分成10个大格，每个大格又分成10个小格，共100个小格，每个小格长0.01mm（10μm），在标尺的外围有1个黑色环，利于找到标尺的位置。

2. 显微测微尺的使用

（1）显微测微尺的安放：使用目微尺时，先将目镜从镜筒中抽出，旋去接目透镜，然后将目微尺安放在目镜的光阑上。注意应将目微尺有刻度的一面朝下，再将接目透镜旋上，把目镜插入镜筒，即可进行测量（图1-3）。

（2）显微测微尺的标定：在测量标本的长度之前，必须首先对目微尺在不同放大倍数的物镜下进行标定。

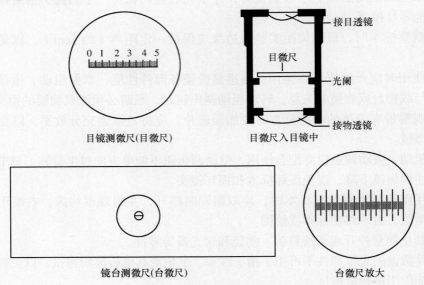

图 1-3　显微测微尺的结构示意图

目微尺的标定方法：将台微尺夹于载物台上，调节焦距直至能看到台微尺刻度。此时，目微尺和台微尺同时显示在视野中，转动目镜，使目微尺的标尺直线与台微尺的标尺直线尽量靠近、平行，最终使两直线重合，再移动台微尺，使两个微尺的左侧端平齐，然后从左到右找出两个微尺的另一侧重合的直线（图 1-4）。

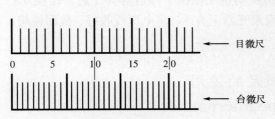

图 1-4　显微测微尺的标定示意图

分别计数重合线之间台微尺和目微尺各自包含的小格数，根据公式计算出目微尺每个小格的长度（格值），公式如下：

$$目微尺每格值(\mu m) = \frac{台微尺格数}{目微尺格数} \times 10$$

公式中"10"表示台微尺每个小格长 10μm。

例如，目微尺的第 33 格正好与台微尺的第 22 格重合，代入公式

$$目微尺每格值(\mu m) = \frac{22}{33} \times 10 = 6.6(\mu m)$$

为减少测量误差，应对目微尺的格数值测量 3 次，取其平均值。如果更换不同放大倍数的物镜，必须重新标定目微尺，才能再次测量。

（3）标本的测量与体积计算：测量时，取下台微尺，换上标本片，记录被测标本占目微尺的格数，然后乘以每个小格代表的长度。

例如，当用低倍镜测出某种寄生虫卵的长度为目微尺的 4 格，而已知每格长 6.6μm 时，则该虫卵的长度为 6.6μm×4 = 26.4μm。

根据测量结果，也可计算虫体各部分的体积（V）或核质比（N_p）（如原虫），公式如下：

1）椭圆形：计算式为 $V = (4/3) \pi ab^2$（a、b 分别为长轴、短轴半径）。

2）圆球形：计算式为 $V = (4/3) \pi R^3$（R 为半径）。

3）核质比：计算式为 $N_p = V_n / (V_c - V_n)$（V_c 为细胞体积，V_n 为细胞核体积）。

五、寄生虫标本的类别与实验方法
Category and experimental methods of parasite specimens

1. 标本类别与观察方法

寄生虫标本一般分为大体标本（活体标本、甲醛固定标本、浸制标本）、针插标本和玻片标本（封片标本、染色标本）。观察时应分别采用不同方法。

（1）大体标本：主要为较大的寄生虫虫体和寄生虫所致的器官病理标本，可肉眼或放大镜观察。观察时，首先要辨认是何种寄生虫、何种阶段，然后仔细观察其形态、大小、颜色和结构，并结合致病与诊断结果，达到系统掌握的目的。如为病理标本，则应结合寄生虫的致病机制，掌握其病理改变的特征。

（2）针插标本：一般为昆虫标本，装于指形玻璃管中，肉眼或放大镜观察，了解其外观基本结构特征。

（3）玻片标本：为某些体积较小的寄生虫成虫、幼虫、虫卵和原虫，分别采用不同方法制作而成。玻片标本是要求观察和掌握的主要标本，一般观察方法为：

1）对于自学标本，首先要了解标本的大小。如为较大的虫体，应用放大镜或解剖镜观察；较小的虫体则应用显微镜观察，先在低倍镜下寻找标本，将其移至视野中央，然后换高倍镜观察其细微结构；虫体很小的原虫标本需在油镜下观察才可辨清形态结构。

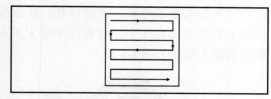

2）镜检粪便、血液和体液等涂片标本时，必须按一定的顺序进行观察（图 1-5），以免遗漏而影响检查结果。

图 1-5 标本顺序观察法示意图

3）由于寄生虫玻片标本的厚薄和着色的深浅不同、大小不一，观察标本时需要的放大倍数和光线的强度也不相同，应随时作适当调整，才能看清物像。

4）镜下示教标本，一般有指针指在视野中央。观察时，请勿移动玻片，以免影响其他同学观察。

2. 实验操作技术

各项实验操作技术，特别是对粪便、血液和体液中各种寄生虫的检查方法，包括获取标本、标本处理、虫体染色等技术，是本学科要求学生掌握的主要技术。必须按照实验要求认真操作，积极思考各种方法的设计依据，了解各个操作环节的意义。在操作过程中，既要做到不怕脏、不怕臭，又要避免粪便、血液等对实验环境的污染，防止实验室感染的发生。

六、实验报告绘图要求
Requirements of illustration in experimental report

医学寄生虫学是以形态学为基础的学科，实验内容以观察标本为主，真实准确地记录所观察的标本，对正确掌握其形态特点、加强记忆至关重要。绘图是主要的基本实验技能之一，应重点掌握。

（1）实验前准备好绘图本（实验报告纸）和绘图笔（包括2H或4H铅笔，红、黄、蓝、褐色彩笔），不宜用钢笔或圆珠笔绘图。

（2）认真观察标本，仔细绘图，把寄生虫的主要形态特征真实记录下来。

（3）根据标本的特点选择不同的绘图方法。

1）铅笔点线图：铁苏木素染色和非彩色标本应选择铅笔点线图，用点和线勾画标本结构图，线要圆滑，点要圆，可利用点的疏密表示寄生虫的立体感。

2）彩图：除铁苏木素染色外，其他染色和彩色的标本一般要求绘制彩图，按所观察标本的实际颜色绘制。

（4）按标本大小比例绘图。对于构造复杂和体积较小的标本，可画大些，以展示其结构；而构造简单和较大的标本，可画小些，以结构清晰、不影响注字为准。在绘图中要注意标本的长宽比例和内部结构的位置，要特别注意不同虫种同类标本之间（如虫卵类标本之间、包囊类标本之间）以及同种寄生虫不同阶段之间（如疟原虫环状体、滋养体、裂殖体和配子体之间，杜氏利什曼原虫无鞭毛体和前鞭毛体之间）的大小比例。绘制的标本图以符合实物为准。

（5）画面要求整洁，字迹清楚。所有绘图必须注字，要求用中文或中英文注字。一律用平行线引出后注字，所有注字应上下对齐。标本名称一律写在图的下方，并标明观察时的放大倍数（图1-6）。

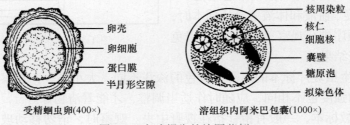

图 1-6　实验报告的绘图范例

（崔　晶　殷国荣）

第 2 单元　寄生虫标本的采集与保存
Collection and preservation of parasite specimens

一、粪便标本的采集与保存
Collection and preservation of faecal specimens

对大多数肠道寄生虫感染的诊断，需从患者粪便中检获蠕虫卵或幼虫、原虫的滋养体或包囊，因此正确采集和处理粪便标本，才能保证检测结果的准确。标本陈旧、数量不足及不适当的保存，均会导致不准确的诊断。

1. 粪便标本的采集方法

为保证采集或提供的粪便标本可用于实验室检测，临床医生应给予患者清楚的提示和提供合适的标本采集用品。印刷资料和描述采集程序的线条图将有助于患者采集标本。印刷品应翻译成一种或多种语言以便特殊患者使用。完整的采集盒包括：带盖的塑料盒、一种或多种固定液的小瓶、涂抹棒和能装入纸盒或纸箱的指示。这些常规用品应放置在实验室中以便分发给患者或医护人员。装固定液的小瓶应标明"有毒"以警告和保护使用者。

粪便标本应采集在干净的塑料盒中。用250ml纸盒采集粪便标本时，则要有蜡纸外包装和紧密封口，以防外漏和丧失水分。也可以用有盖的塑料容器、玻璃容器采集粪便标本。

粪便标本最好是直接采集在容器中，不能从便池的水中或土壤及草地上采集，以防止标本被水、尿或无关的物质污染。水会破坏滋养体，并会携带自由生活的生物使诊断困难；尿液会影响滋养体运动。

2. 采集标本的数量和时间

不同的检查目的所需粪便标本的量也不同。一般来说，常规检查需要核桃大小（20～40g）的成形粪便或5～6大汤匙的水样便，特殊检查（如离心或培养）则需要一次全部的粪便。

应做多次粪便标本检查方可排除寄生虫感染。虽然大多数的蠕虫卵是连续排出的，但是大多数的原虫间断排出，因此最好采用间隔2～3天采集的多份标本。依据检查1份粪便标本所做出的"无寄生虫"的报告应谨慎采纳。

一般建议间隔2～3天采集3份粪便标本，前2份标本为普通粪便标本，第3份标本则在服泻药（如硫酸镁等）后采集。已经证明当只有1份标本时，应用泻药能提高检出率。当怀疑阿米巴感染时，检查6份标本（3份正常标本和3份泻药标本）能有效地诊断超过90%的感染。当怀疑蓝氏贾第鞭毛虫感染而前3份标本阴性时，可间隔1周另取3份标本。另外，直接采用十二指肠内容物可提高蓝氏贾第鞭毛虫的检出率。

3. 标本检查中的时间因素

标本的检查时间是影响感染诊断的常见因素。原虫滋养体多见于水样或腹泻粪便标本中，应在排出后的 30min 内检查。如不能立即检查，应将标本保存在聚乙烯醇（polyvinyl alcohol，PVA）或其他合适的固定液中。对软便标本的检查也应在排出后的 1h 内，或将其保存在固定液中。对成形粪便标本的检查可延后数小时或更长，但应当天检查。如不能当天检查，应将标本保存在固定液或放入冰箱（4℃）过夜，虽然滋养体可被冻死，但是蠕虫卵和原虫包囊在粪便中，可保存其形态数天或更长。粪便标本不应冰冻或放入孵箱，冰箱中的标本几天后会变干，用有盖的玻璃容器可延长保存时间。当标本由患者邮寄或提交时间超过 1 天时，应提供给患者合适的防腐剂以便保存标本。

4. 药物对检查和鉴别寄生虫的干扰

在采集粪便标本前，患者服用的某些药物可能会干扰对寄生虫的检查和鉴别。非吸收性的止泻药成分、制酸剂、铋剂和矿物油可干扰检查。在放射性检查前，患者服用的硫酸钡，其磨蚀作用会损伤或破坏原虫的滋养体，而且其结晶也可干扰对虫体鉴别，应在服用硫酸钡 1～2 周后再检查粪便标本。胆囊造影的患者应 3 周后再提交标本。

5. 标本信息的标注

所有标本应贴上注明患者姓名、诊断号、年龄、性别、采集时间的标签。在某些标本中，有关患者临床情况、前次感染情况和旅行史的信息有助于实验室更好地检查标本。如怀疑特殊寄生虫感染，检查时应关注以上信息。

6. 粪便标本的保存

若新鲜粪便标本需要较长时间才能送到诊断实验室，必须采取措施防止标本在检查前病原体被破坏或变形，可将标本保存在合适的容器及固定液中，以保持原虫的形态和防止蠕虫卵或幼虫的发育或形态改变。

固定液最好存放在 15～30ml 塑料或玻璃螺口小瓶中，以防漏出。粪便标本和固定液的比例一定要合适，混合一定要均匀。每个小瓶上的标签应清楚标明所装的固定液，另外，在标签上划两条指示线可帮助患者加入正确的粪便量，即从原来的液面（低处的线）到最终的液面（高处的线）。常用比例为 1 份粪便，3 份固定液。应告知患者先将粪便采集在干净的广口容器中，然后用采集盒中提供的涂抹棒挑取合适的粪便量加入小瓶中，并混合均匀。

除了提供用来盛装新鲜粪便标本的小瓶外，还需 2 个装固定液的小瓶，其中 1 个小瓶装 PVA，用来制作永久染色涂片，另 1 个装 5% 或 10% 甲醛溶液用来离心浓集。也有实验室用单一小瓶装硫柳汞－碘－甲醛（merthiolate-iodine-formalin，MIF）固定液，这样可直接用来做涂片染色和离心浓集。

7. 常用标本固定液配制

保存粪便标本最常用的防腐固定液有 4 种：改良绍丁固定液、PVA 固定液、甲醛固定液和 MIF 固定液。

（1）改良绍丁（Schaudinn）固定液：绍丁固定液常用于固定新鲜粪便标本，适合肠道原虫的永久染色涂片。因传统绍丁固定液（氯化汞、95% 乙醇溶液、甘油、冰醋酸）含有毒的氯化汞，对人体有害，污染环境，可用硫酸铜替代氯化汞进行改良。

1）硫酸铜 20g 加入 1000ml 蒸馏水中，加热溶解。冷却后，保存在带玻璃塞的玻璃瓶备用。

2）将 95% 乙醇溶液 300ml 和甘油 15ml 与硫酸铜溶液 600ml 混合，为储存液，储存备用。

3）临用前，每 100ml 储存液中加 5ml 冰醋酸。

粪便标本如不能及时制作新鲜粪便涂片，应立即放入改良绍丁固定液固定至少30min，或室温保存过夜。

（2）PVA 固定液：可购买商品试剂，或将 PVA 粉（合成树脂）加入改良绍丁固定液中。PVA 粉有不同等级，最好使用高水解性、低黏性或中黏性的。

1）PVA 混合物配制：将 1.5ml 甘油和 5.0g PVA 粉加入烧瓶中，用玻璃棒搅拌，直至所有 PVA 颗粒都被甘油包被。加入 62.5ml 蒸馏水，加盖，室温保存过夜。

2）将装有 PVA 混合物的烧瓶松松地塞住，70℃水浴 10min；也可用磁力搅拌器，调整转速，使搅拌良好。

3）当 PVA 粉接近溶解完全时，加入改良绍丁固定液，塞住瓶口，并振荡混合数分钟，以促使 PVA 完全溶解，排出气泡，直至溶液清亮。

4）将烧瓶取出并冷却。PVA 固定液应保存在带玻璃塞的瓶中。

注意：用硫酸铜代替氯化汞后，可能会使染色结果不稳定，而且寄生虫的形态不如用氯化汞好。

密封保存的 PVA 固定液可保存 1 年。开封或分装入小瓶，使用时间会缩短。当 PVA 变得很黏或颜色变白或混浊，应弃用。PVA 固定液对保存肠道原虫形态特征有很好的效果，特别是对滋养体。粪便标本和 PVA 固定液应以 1：3 的比例混合。固定后的玻片可保存 2～3 个月再染色。

（3）甲醛固定液：5% 或 10% 甲醛溶液可以保存原虫包囊以及蠕虫卵和幼虫。粪便标本可按 1：3 的比例保存于 5% 或 10% 甲醛溶液中。用甲醛保存的粪便标本可做标准甲醛-乙酸乙酯（或醚）沉淀浓集，也可做硫酸锌浮聚，但不适于制作永久染色涂片。要用甲醛长期保存粪便，可采用有缓冲能力的 5% 或 10% 甲醛缓冲盐溶液。

1）10% 甲醛溶液：蒸馏水 900ml 与甲醛 100ml 混合，储存备用。

2）5% 甲醛盐溶液：0.85% 氯化钠溶液 950ml 与甲醛 50ml 混合，储存备用。

3）5% 甲醛缓冲盐溶液：在 400ml 甲醛中溶解磷酸氢二钠 6.10g 和磷酸二氢钠 0.15g，加入 0.85% 氯化钠溶液 7600ml，储存备用。

4）10% 甲醛缓冲盐溶液：在 800ml 甲醛中溶解磷酸氢二钠 6.10g 和磷酸二氢钠 0.15g，加入蒸馏水 7200ml，储存备用。

（4）MIF 固定液：MIF 固定液固定的粪便标本可用于染色，特别适用于野外调查。固定后即刻或几周甚至几个月后，均可涂片检查肠道原虫、蠕虫卵和幼虫。MIF 固定的标本在做永久染色涂片时，需要用胶（清蛋白-甘油混合物）封片。MIF 固定液为组合保存液。

1）A 溶液：甲醛 5ml、蒸馏水 50ml、硫柳汞 40ml、甘油 1ml，混合。

2）B 溶液：在 100ml 蒸馏水中加入碘化钾（KI）10g 和碘（I₂）5g，充分溶解，棕色瓶储存。该溶液可保存数周。

3）临用前，取 A 溶液 18.6ml 和 B 溶液 1.4ml，混合（如果混合过早，会形成沉淀物）。

4）在小瓶中按 3 份 MIF，1 份粪便的比例混合。

5）放置 24h，液体形成 3 层。顶层为清亮的橙色，不含有机体。中层薄，橙色至黄色，可能含有有机体。底层为最厚的一层，含有颗粒物质和大多数的有机体。检查时，用滴管小心吸取底层物质于玻片上。

二、虫体标本的收集与保存
Collection and preservation of parasite specimens

1. 蠕虫虫体的收集

患者服用驱虫药后，肠内蠕虫随粪便排出。较大的虫体，不难识别，可直接检出放入生理盐水中清洗。较小的虫体，可用过滤法和沉淀法收集。将患者驱虫后 24h 内排出的全部粪便加清水混合，经过铜筛滤入量杯内，并用清水反复冲洗筛内粪渣。将粪渣倾入大型平皿中，以黑色为背景检查虫体。滤入量杯内液体，可用水洗沉淀法，换水 4～5 次，直至上层液体澄清，倾去上清液，将沉渣倾入大型平皿中，依上法检查虫体。

2. 蠕虫虫体的清洗

收集到的虫体，尤其是肠内蠕虫，须洗去体表的污物。可将虫体放入盛有生理盐水的试管或玻璃瓶内，振荡清洗，特别是有明显口囊、交合伞的线虫，如钩虫等，应加强振荡，清洗其口囊、交合伞内的附着物，但应注意切勿损伤虫体。对于带绦虫，只需将整个虫体放入多量的生理盐水中清洗即可。无论何种虫体，清洗时间不宜过长，洗净后应立即固定。

3. 蠕虫虫体的固定

（1）线虫：大的虫体，如蛔虫等，洗净后投入 10% 甲醛溶液中保存即可。小的虫体，如钩虫、蛲虫等，可用 70% 乙醇溶液 95ml 加甘油 5ml，适度加热，虫体即可伸展，再保存于 80% 乙醇溶液中。

（2）吸虫：小型吸虫置于小瓶内，加生理盐水，用力摇晃数分钟，倾去生理盐水，加入固定液。较大的吸虫应先放入薄荷脑乙醇溶液（薄荷脑 24g，95% 乙醇溶液 10ml）中，使虫体肌肉松弛，用载玻片压平固定。一般用 10% 甲醛溶液固定 24h，移至 5% 甲醛溶液中保存。也可先用 70% 乙醇溶液固定 0.5～2h（视虫体大小而定），再移至新的 70% 乙醇溶液中保存。

（3）绦虫：小型绦虫经生理盐水洗涤后，用 3%～5% 甲醛溶液固定，最好先用盖玻片压平，再沿盖玻片边缘加入 50% 甲醛溶液，固定数小时后，保存于 5% 甲醛溶液中。大型绦虫先放入大搪瓷盘内，用清水洗涤数次，换以生理盐水，使虫体肌肉松弛后，用固定液（95% 乙醇溶液 250ml、冰醋酸 50ml、甘油 100ml、蒸馏水 500ml）保存，也可用 5% ～ 10% 甲醛溶液固定，密封后可长期保存。

三、虫体标本的转送与邮寄
Transportation procedures for parasite specimens

邮寄生物学标本时要遵守邮政规则。通过邮政系统邮寄的寄生虫标本必须仔细包裹，以防渗漏和感染处理包裹的人员。

大多数邮寄的寄生虫标本是保存标本，没有感染性。用玻璃或塑料容器邮寄时应包裹好，以防破裂、渗漏。小瓶应用吸水性的材料包好，以在有渗漏或破裂时可以吸收。邮寄要求使用大小合适的螺口双层容器，内层为金属圆筒，外层可为金属或厚纸板。相关的资料应贴在内层圆筒上。在邮包外面应贴上写有地址的标签，应在邮包中放入同样的标签，以防外包装损坏。

粪便涂片、血涂片或组织切片等玻片标本用纸包裹，可放入木质或塑料盒，再放入聚苯乙烯泡沫容器（箱）中邮寄，确保玻片不被损坏。

（殷国荣）

第2篇 医学蠕虫
Medical Helminth
第3单元 医学蠕虫概论
Introduction to medical helminth

人体寄生蠕虫包括线虫、吸虫、绦虫和棘头虫，其成虫的形态学差异（表3-1）有助于对蠕虫的鉴别诊断。由于多数蠕虫卵可随排泄物和（或）分泌物排离宿主，故通常以检查出虫卵作为确诊依据。在检查中首先要区别虫卵与非虫卵物质（图3-1、图3-2、表3-2），进而鉴别是何种虫卵，应从以下6点鉴别：虫卵的形状，大小，颜色，卵壳的厚薄与均匀程度、有无卵盖或其他特殊结构，内含物（表3-3）。

表 3-1 人体寄生蠕虫成虫的主要形态区别

	线虫纲	吸虫纲	绦虫纲	棘头虫纲
体形	线形或长圆柱状	大多数背腹扁平，舌状或叶状，有吸盘	背腹扁平，带状，分节	线形或圆柱状
消化器官	完整	不完整，无肛门	无	无
生殖器官	雌雄异体	雌雄同体（血吸虫除外）	雌雄同体	雌雄异体
主要虫种	似蚓蛔线虫、毛首鞭形线虫、钩虫、蠕形住肠线虫、丝虫、旋毛形线虫、粪类圆线虫	华支睾吸虫、卫氏并殖吸虫、日本血吸虫、布氏姜片吸虫、斯氏并殖吸虫	链状带绦虫、肥胖带绦虫、曼氏迭宫绦虫、微小膜壳绦虫、细粒棘球绦虫、多房棘球绦虫	猪巨吻棘头虫

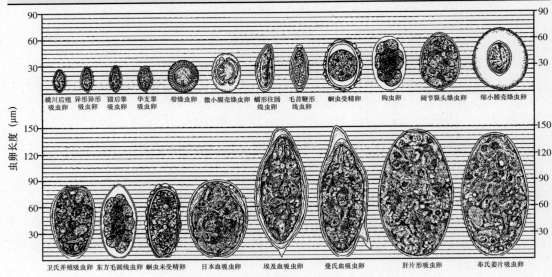

图 3-1 人体常见寄生蠕虫卵的形态及相对大小

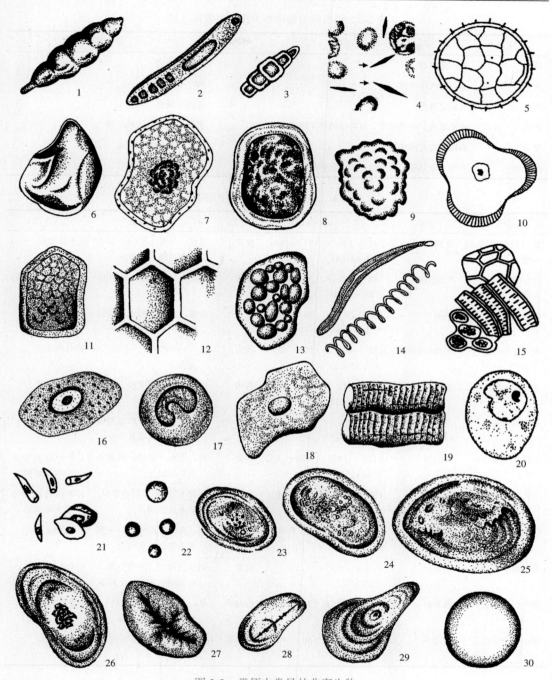

图 3-2　粪便中常见的非寄生物

1 ～ 3. 酵母菌；4. 夏科 - 莱登结晶；5 ～ 10. 花粉；11 ～ 15. 植物细胞；16 ～ 21. 动物细胞；22. 脓细胞；23 ～ 26. 纤维体；
27 ～ 29. 淀粉颗粒；30. 脂肪滴

表 3-2　蠕虫卵与粪便中非虫卵物质的区别

区别点	虫卵	非虫卵
外形	有一定形状	形状不固定
大小	有一定大小范围	大小不定
颜色	有固定颜色	无固定颜色
卵壳	光滑整齐，结构清楚，同种卵的卵壳厚度一致	无卵壳结构，边缘不整齐
光泽	有固定的光泽和折光	无固定的光泽和折光
内含物	有固定的结构（卵细胞、幼虫）和特征	无固定的结构和特征

表 3-3　人体常见寄生虫卵的鉴别

虫卵名称	形状	大小（μm×μm）	颜色	卵壳及卵盖	内含物
似蚓蛔线虫受精卵	宽椭圆形	(45～75)×(35～50) 平均65×45	棕黄	很厚，外有1层凹凸不平的蛋白膜，无卵盖	1个卵细胞
似蚓蛔线虫未受精卵	长椭圆形	(88～94)×(39～44) 平均90×40	棕黄	厚，蛋白膜较薄，无卵盖	许多大小不等的卵黄颗粒
钩虫卵	椭圆形	(56～76)×(36～40) 平均60×38	浅灰	极薄，卵壳与卵细胞间有明显间隙，无卵盖	分裂的卵细胞
蠕形住肠线虫卵	不对称椭圆形	(50～60)×(20～30) 平均55×25	浅灰	厚，一边较平，一边稍凸，无卵盖	折叠样幼虫
毛首鞭形线虫卵	长椭圆形	(50～54)×(22～23) 平均52×22	黄褐	厚，两端有透明栓，无卵盖	1个卵细胞
华支睾吸虫卵	芝麻粒状	(27～35)×(11～19) 平均29×17	淡黄	厚，卵盖明显，卵盖周围有肩峰，末端有小突起	1个毛蚴
布氏姜片吸虫卵	卵圆形	(130～140)×(80～85) 平均125×82	淡黄	薄，无明显特征，卵盖小而不明显	1个卵细胞和多个卵黄细胞
卫氏并殖吸虫卵	卵圆形	(80～118)×(48～60) 平均90×50	金黄	厚薄不匀，卵盖对端增厚，卵盖大而明显	1个卵细胞和多个卵黄细胞
日本血吸虫卵	椭圆形	(74～106)×(55～80) 平均89×67	淡黄	薄，壳外有附着物，一侧有小突起，无卵盖	1个毛蚴
不完整带绦虫卵	圆形	直径31～43 平均35	棕黄	卵壳已破裂，胚膜很厚，有放射状条纹，无卵盖	1个六钩蚴
微小膜壳绦虫卵	椭圆形	(48～60)×(36～48) 平均50×40	浅灰黄	厚，胚膜两端各有4～8根丝状物，无卵盖	1个六钩蚴
缩小膜壳绦虫卵	椭圆形	(72～86)×(60～79) 平均78×68	淡灰黄	厚，胚膜两端无丝状物，无卵盖	1个六钩蚴

（崔　晶）

第4单元 线 虫
Nematode

一、似蚓蛔线虫 *Ascaris lumbricoides*
（蛔虫 roundworm）

实验内容

1. 自学标本

　　肉眼观察：成虫活体标本、成虫固定标本。

　　镜下观察：蛔虫受精卵、未受精卵。

2. 示教标本

　　肉眼观察：病理标本（胆道蛔虫症、蛔虫性肠梗阻、蛔虫性肠穿孔、蛔虫钻入阑尾标本）。

　　镜下观察：蛔虫成虫横切片标本、蛔虫头端标本、蛔虫尾端标本。

3. 技术操作

　　粪便生理盐水直接涂片法。

4. 示教技术操作

　　感染性蛔虫卵感染小鼠。

【目的与要求】

（1）掌握蛔虫受精卵、未受精卵的形态特征，认识脱蛋白膜虫卵和感染期卵。

（2）熟悉蛔虫成虫的形态特征。

（3）观察蛔虫并发症的病理标本，加深对蛔虫生活史和致病机制的理解。

（4）掌握虫卵检查常用方法——粪便生理盐水直接涂片法。

【自学标本】

1. 成虫活体标本

蛔虫病患者驱虫查获，温生理盐水保存。

虫体为长圆柱形，两端较尖细，形似蚯蚓，淡红色。体表有横纹，虫体两侧有纵行的侧线。仔细观察其活动情况，注意从外形鉴别雌虫（female）和雄虫（male）（图4-1）。

2. 成虫固定标本及内部解剖

取自蛔虫病患者或带虫者驱出的虫体，10% 甲醛溶液固定。外形与活虫相同，固定后呈乳白色。雌虫大于雄虫，雌虫尾端尖直，雄虫尾部向腹面卷曲。

重点观察成虫内部解剖学结构：

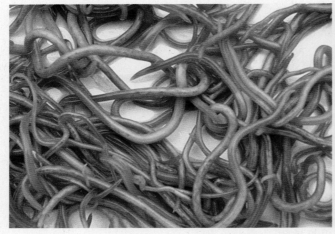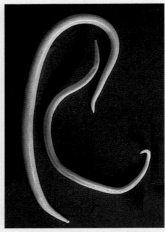

图 4-1　似蚓蛔线虫成虫

（1）消化器官：为 1 条粗大直管，纵行于虫体中央，分口、食道、肠、直肠和肛门。

（2）生殖器官：由粗细不等、盘曲的白色管状结构组成。

1）雄虫生殖器官：单管型（1 套）。睾丸（testis）起始于最细一端，连接逐渐膨大的输精管（vas deferens）、贮精囊（seminal vesicle）、射精管（ejaculatory duct），最后与直肠合并形成泄殖腔（cloaca），由泄殖孔（cloacal pore）通向体外。

2）雌虫生殖器官：双管型（2 套）。卵巢（ovary）起始于最细一端，连接逐渐膨大的输卵管（oviduct），通向宽的子宫（uterus），两子宫会合成阴道（vagina），通向生殖孔。

3. 虫卵

采自蛔虫感染者的粪便，5% 甲醛溶液保存标本，临时封片或封片标本。

将标本瓶中的虫卵充分混匀，并用吸管反复吹吸，使沉淀的虫卵充分悬浮。吸取虫卵悬液 1 滴，加于洁净载玻片中央，加盖玻片。在制作临时封片时注意：盖玻片应倾斜盖下，以免产生气泡；加盖玻片后，不要压迫，以免压破虫卵；虫卵悬液滴不宜太大，以免液体流动而影响观察，多余的液体可用吸水纸吸去。

封片制作完毕，先用低倍镜顺序查找虫卵，找到后用高倍镜观察。主要观察其外形、大小、颜色、卵壳厚度、内含物、蛋白膜的厚度等。

（1）蛔虫受精卵（fertile egg）：短椭圆形，大小约为 65μm×45μm。卵壳较厚，壳的表面有 1 层凹凸不平的蛋白膜（protein-coat），被胆汁染成棕黄色，其内为厚而透明的卵壳（egg shell），壳内有 1 个大而圆的卵细胞（egg cell）。在卵细胞的两端，卵细胞与卵壳之间有半月形间隙（图 4-2）。

应注意：因蛔虫卵的抵抗力很强，在未加热的 5% 甲醛溶液中也不会很快死亡，或在收集过程中出现卵细胞的发育。故可见到有的虫卵内的卵细胞已分裂为多个，同时半月形间隙也消失。

　　受精卵的蛋白膜由于摩擦等外力作用，有时可完全脱落或部分脱落，脱蛋白膜虫卵（deprotein-coat egg）为浅黄色，略透明。应注意与其他虫卵（钩虫卵）相区别。

　　（2）蛔虫未受精卵（infertile egg）：长椭圆形，大小约为 90μm×40μm。棕黄色，蛋白膜与卵壳均较受精卵的薄。卵内充满许多折光性很强的卵黄颗粒（yolk granule），无间隙。有时蛋白膜脱落，虫卵呈浅黄色，略透明（图 4-2）。

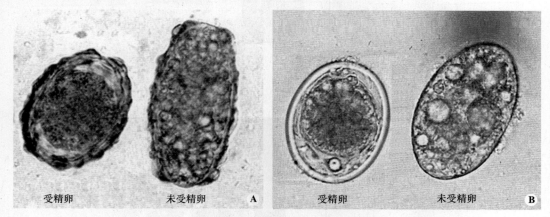

图 4-2　蛔虫受精卵和未受精卵（A）及其脱蛋白膜虫卵（B）

【示教标本】

1. 病理标本

　　（1）胆道蛔虫症肝脏病理标本：10% 甲醛溶液固定，瓶装标本。肝门胆管内嵌塞有 1 条蛔虫。

　　（2）蛔虫性肠梗阻病理标本：10% 甲醛溶液固定，瓶装标本。肠管内有大量蛔虫成虫阻塞肠管。请思考其危害。

　　（3）蛔虫性肠穿孔病理标本：10% 甲醛溶液固定，瓶装标本。蛔虫穿透患者肠壁。

　　（4）蛔虫钻入阑尾病理标本：10% 甲醛溶液固定，瓶装标本。阑尾腔中有蛔虫寄生。

2. 成虫横切片标本

　　取自患者排出的虫体，苏木精 - 伊红（HE）染色。体壁由角皮层（cuticle）、皮下层和肌层组成。皮下层沿背、腹及两侧向原体腔内增厚，形成 4 条纵索，背、腹纵索中有神经干，侧索粗大，内有排泄管通过。肌层由单一纵行排列的肌细胞组成，被纵索分为 4 个区。肌细胞多而长，称为多肌型。体壁内为原体腔（primary coelom），腔内有消化、生殖器官（图 4-3）。

3. 蛔虫头端标本

　　卡红染色封片标本。低倍镜观察。唇瓣的形状、数目（3 个）及排列形式（品字形）。注意唇瓣与口孔的关系，唇瓣内缘有细齿（图 4-4）。

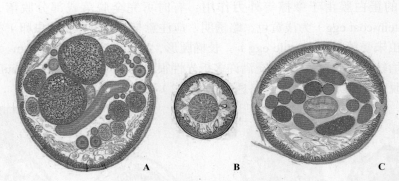

图 4-3　蛔虫成虫横切片标本：雌虫（A）、食道（B）和雄虫（C）

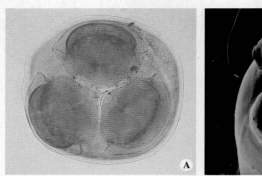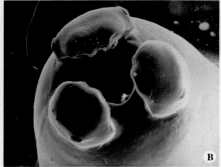

图 4-4　蛔虫头端唇瓣光镜（A）和扫描电镜（B）形态

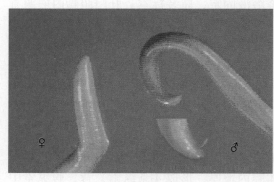

图 4-5　蛔虫成虫尾部

4. 蛔虫尾端标本

卡红染色玻片标本。低倍镜观察。雌虫尾端钝圆。雄虫尾端卷曲，自泄殖腔中伸出 2 根镰刀状或牛角状、淡黄色交合刺（图 4-5）。

【技术操作】

粪便生理盐水直接涂片法

（1）材料：阳性粪便、载玻片、盖玻片、牙签、生理盐水、2% ～ 3% 甲酚皂溶液（来苏尔）等。

（2）操作步骤

1）在洁净的载玻片中央，滴加 1 滴生理盐水。

2）用牙签取少许粪便，在生理盐水中涂抹均匀，制成薄涂片。

3）加盖玻片，先在低倍镜下有顺序地检查，找到虫卵后再转用高倍镜，仔细观察虫卵形态。

（3）注意事项

1）涂片要均匀，粪膜的厚薄适宜。涂片的厚度以透过涂片略能辨认书上字迹为宜。

2）加盖玻片时，先以盖玻片一边接触液面，慢慢倾斜盖下，以免出现气泡。

3）将用过的牙签、载玻片、盖玻片分别泡于消毒缸中（2% ～ 3% 甲酚皂溶液），以便统一清洗、消毒，避免污染实验室。

【示教技术操作】

感染性蛔虫卵感染小鼠

（1）材料：感染性蛔虫卵悬液、小鼠、滴管。

（2）操作方法

1）感染性蛔虫卵的培养：解剖活雌蛔虫，取出子宫后端，用解剖针剥开，置于 2% 甲醛溶液浸湿的滤纸上，置 25 ～ 28℃ 温箱培养，经 2 ～ 3 周，受精卵即发育为感染性蛔虫卵。

2）感染小鼠：小鼠禁食 12h，用滴管吸取感染性蛔虫卵悬液，插入小鼠口腔内饲喂，每只小鼠饲喂量为（3000 ～ 5000）个卵 /0.5ml。

3）蛔蚴检查与收集：感染后 3 ～ 4 天，小鼠肝内可查到较多蛔蚴，感染后第 7 天，肺内蛔蚴最多，可持续 12 天。检查时，处死小鼠取肝或肺，剪下 1 小块组织，夹在两张载玻片之间，轻轻压平，用低倍镜观察蛔虫幼虫活动情况。将肝或肺组织充分剪碎，置于生理盐水中洗涤，离心沉淀收集蛔蚴。

（3）注意事项

1）孵育感染性虫卵期间，注意及时添加生理盐水，保持发育环境的湿度。

2）给小鼠饲喂感染性虫卵悬液时，要缓慢滴入，使其咽下。

3）组织压片检查时，剪取的组织块以绿豆大小为宜。

【实验诊断要点】

（1）雌蛔虫产卵量大 [24 万个卵 /（条·天）]，临床诊断常用粪便生理盐水直接涂片法检查虫卵。1 张涂片的检出率约 80%，3 张涂片的检出率可达 95%。

（2）必要时可采用饱和盐水浮聚法收集虫卵诊断。

（3）从肛门排出，或在麻醉、睡眠时从口、鼻爬出的成虫，以及外科手术时发现的成虫亦可诊断。

（4）只有雄虫寄生时，可行实验性驱虫确诊。

【实验报告】

绘制蛔虫受精卵、蛔虫未受精卵点线图（黑铅笔）或彩图。

二、毛首鞭形线虫 *Trichuris trichiura*
（鞭虫 whipworm）

实验内容

1. 自学标本

镜下观察：鞭虫卵。

肉眼观察：成虫固定标本。

2. 示教标本

镜下观察：鞭虫成虫玻片标本（卡红染色）。

肉眼观察：鞭虫寄生肠壁病理标本。

【目的与要求】

（1）掌握鞭虫卵的形态特征。

（2）熟悉鞭虫成虫的形态特征。

【自学标本】

1. 虫卵

取自鞭虫感染者粪便，5% 甲醛溶液固定，或封片标本。低倍镜再转高倍镜观察。虫卵形似腰鼓，大小约 52μm×22μm，棕褐色，卵壳厚，两端各具一透明栓（translucent polar plugs），内含 1 个受精的卵细胞（图 4-6）。

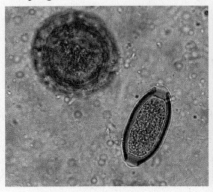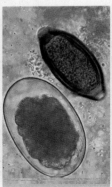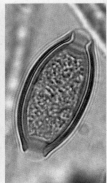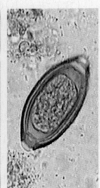

图 4-6　鞭虫卵

2. 成虫固定标本

采自鞭虫感染者，5% 甲醛溶液固定，瓶装标本。虫体灰白色，形似马鞭，前 3/5 细如发丝，后 2/5 粗大，长 3～5cm，雌虫大于雄虫，雌虫尾端钝圆，雄虫尾端向腹面卷曲。

【示教标本】

1. 成虫玻片标本

卡红染色，解剖镜观察。

成虫前 3/5 细，后 2/5 粗，外形似马鞭。雌虫较长，尾端直。雄虫较短，尾端向腹面卷曲，前端内有 1 条微细的咽管，咽管外包绕有 1 串较大的杆状细胞（图 4-7）。

2. 鞭虫寄生肠壁标本

取自羊肠管，10% 甲醛溶液浸制，瓶装标本。鞭虫成虫以其细长的前端插入肠黏膜寄生，较粗的后端游离于肠腔（图 4-8）。

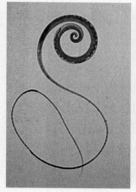
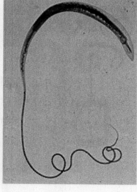

图 4-7 鞭虫成虫

图 4-8 鞭虫寄生于肠壁

【实验诊断要点】

（1）临床诊断常用粪便生理盐水直接涂片法检查虫卵。

（2）采用自然沉淀法或饱和盐水浮聚法可提高检出率。

【实验报告】

绘制鞭虫卵点线图（黑铅笔）或彩图。

（刘若丹）

三、十二指肠钩口线虫（十二指肠钩虫）*Ancylostoma duodenale*、美洲板口线虫（美洲钩虫）*Necator americanus*

实验内容

1. 自学标本

镜下观察：两种钩虫口囊、雄虫交合伞与交合刺、雌虫末端、钩虫卵。

2. 示教标本

肉眼观察：成虫固定标本、钩虫病犬小肠标本。

镜下观察：丝状蚴（活体标本、卡红染色玻片标本）。

3. 技术操作

虫卵饱和盐水浮聚法、钩蚴培养法。

【目的与要求】

（1）熟悉两种钩虫成虫的形态及鉴别特征（口囊、交合伞的结构）。

（2）掌握钩虫卵的形态特征。

（3）掌握钩虫卵首选检查法——饱和盐水浮聚法，了解钩蚴培养法。

（4）观察感染钩虫的犬小肠、钩蚴活动情况，以加深对钩虫病的感染途径、寄生部位及致病作用的理解。

【自学标本】

1. 钩虫的口囊

两种钩虫的口囊（mouth capsule），卡红染色，玻片标本。在低倍镜下移动标本，观察口囊的构造，体会口囊对外开口的立体概念，并注意钩齿和板齿的生长部位（图4-9）。十二指肠钩虫口囊腹侧缘有2对钩齿，美洲钩虫口囊腹侧缘有1对板齿（切板）。

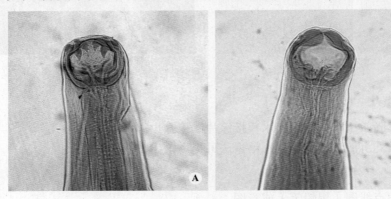

图4-9 十二指肠钩虫（A）和美洲钩虫（B）的口囊

2. 雄虫的交合伞与交合刺

卡红染色，玻片标本。观察两种钩虫雄虫尾部末端的交合伞中背辐肋和交合刺的形态结构（图4-10），掌握两种钩虫的鉴定特征。

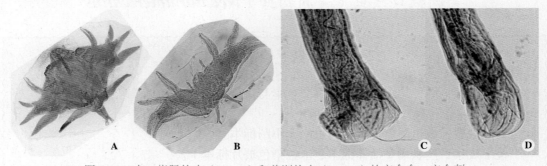

图4-10 十二指肠钩虫（A、C）和美洲钩虫（B、D）的交合伞、交合刺

（1）十二指肠钩虫：雄虫的交合伞近圆形，内有许多肌性突起（辐肋），有时可见

典型的背辐肋，其远端分为 2 支，每支又分为 3 小支。交合刺 2 根，末端各自游离。雌虫尾部末端钝圆，可见 1 根尖的尾刺。

（2）美洲钩虫：雄虫的交合伞呈椭圆形或扇形，内有许多辐肋，有时可见典型的背辐肋，其基部分为 2 支，每支又分为 2 小支。交合刺 2 根，其中 1 根末端形成倒钩，与另 1 根合并。

3. 虫卵

取自患者的粪便，5% 甲醛溶液保存虫卵，临时封片或封片标本。

先用低倍镜顺序寻找，找到虫卵后换高倍镜观察（下降聚光器，暗视野观察）。虫卵为椭圆形，大小约 60μm×40μm，浅灰色，较透明。卵壳极薄，如同细线。在新鲜粪便中，大多数虫卵内含 4 个、8 个或 16 个卵细胞，卵细胞与卵壳之间有明显的间隙（图 4-11）。如患者便秘或粪便搁置较久，卵内细胞继续分裂，甚至发育到桑葚期或含有幼虫（larva）。

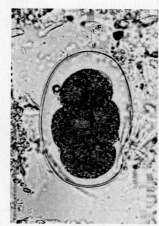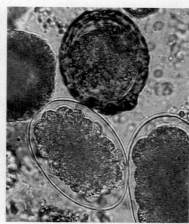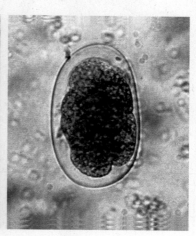

图 4-11 钩虫卵

【示教标本】

1. 成虫固定标本

取自患者的粪便，10% 甲醛溶液固定。虫体细长，圆柱形，乳白色。雄虫末端膨大形成交合伞，雌虫尾端钝圆。十二指肠钩虫头部和尾部均向背侧弯曲，略呈 "C" 形。美洲钩虫头部向背侧弯曲，尾部向腹面弯曲，略呈 "S" 形（图 4-12）。

2. 钩虫病犬小肠标本

取自钩虫病犬的小肠，10% 甲醛溶液固定。钩虫成虫以口囊咬附于小肠黏膜，肠黏膜上吸附有许多白线状钩虫，注意观察肠壁上还有曾被钩虫咬附而留下的损伤。根据肠黏膜损伤，联系钩虫病患者贫血的原因。

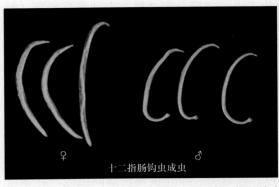
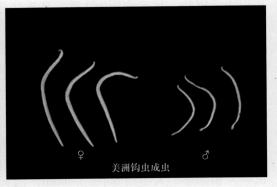

图 4-12　十二指肠钩虫和美洲钩虫成虫体态

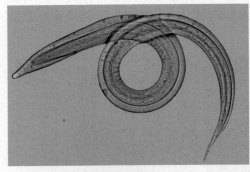

图 4-13　钩虫丝状蚴

3. 丝状蚴

（1）活丝状蚴（filariform larva）：解剖镜下观察。丝状蚴前端圆，尾部尖，做波浪起伏样蠕动。

（2）丝状蚴染色标本：卡红染色，玻片标本。口囊封闭，咽管细长，虫体呈"蛇"状，体外被鞘膜（图 4-13）。与粪类圆线虫丝状蚴相似，两者的区别见表 4-1。

表 4-1　钩虫幼虫与粪类圆线虫幼虫的形态区别

虫种	杆状蚴（第 1 期幼虫，有食道球）			丝状蚴（第 3 期幼虫，无明显食道球）		
	大小（μm×μm）	生殖原基	口腔	大小（μm×μm）	食道长度	尾端
钩虫 Hookworm	（200～300）×（14～17）平均250×15	不明显，常看不清楚，较粪类圆线虫小，靠近尾部	长，长度约与虫体宽度相等	（500～700）×（20～24）平均600×22	约为虫体长度的1/4	尖直
粪类圆线虫 Strongyloides stercoralis	（200～300）×（16～20）平均225×18	明显，长形，逐渐变细，位于虫体腹侧前沿	短，长度为虫体前端宽度的1/3～1/2	（500～550）×（20～24）平均530×22	约为虫体长度的1/2	有凹口

【技术操作】

1. 钩虫卵检查——饱和盐水浮聚法

（1）材料：阳性粪便、浮聚杯、滴管、竹签、饱和盐水、洁净载玻片、盖玻片、甲酚皂等。

（2）操作步骤

1）加少量饱和盐水于浮聚杯内，达浮聚杯高的 1/5～1/4。

2）用竹签挑取蚕豆大小的粪便（约 1g）放入杯内，充分搅匀呈糊状。

3）加入饱和盐水，液面接近杯口时，除去漂浮于面上的大块粪渣（以免影响虫卵上浮），改用滴管慢慢滴加饱和盐水，使液面略凸出杯口水平，但不溢出。

4）杯口加盖一载玻片，静置 15min。

5）将载玻片提起并迅速翻转（防止玻片上液体滴落），加盖玻片，置于显微镜下观察，先用低倍镜找钩虫卵，再换高倍镜仔细观察虫卵结构。

（3）注意事项

1）必须使浮聚杯口的液面与载玻片密切接触，不留气泡或空隙。

2）显微镜观察时，光线不宜过强，因为钩虫卵颜色很浅，较透明。

3）用过的浮聚杯、竹签及玻片等，应立即浸泡于甲酚皂溶液中，集中消毒处理。

2. 钩蚴培养法

钩虫卵在适宜的条件下很快孵出幼虫，幼虫可通过肉眼或放大镜观察。此法检出率比粪便涂片高 7.2 倍，检查效果好。

（1）材料：12.0cm×1.5cm 圆底试管、滤纸、剪刀、蒸馏水、吸管、试管架、刮棒、镊子、载玻片、盖玻片、温度计、阳性粪便等。

（2）操作步骤

1）将滤纸剪成与试管等宽，但较试管稍短的"T"形纸条。

2）试管中加室温蒸馏水 2～3ml。

3）用刮棒取 0.3～0.5g 粪便，均匀涂抹于滤纸中段偏上部，左右各留约 0.5cm 的空白，上端留约 1cm 的空白，下端留约 2.5cm 的空白。

4）将涂有粪便的滤纸条插入试管，滤纸插入水中的深度以粪膜下缘距水面上 1cm 为宜。

5）将试管置于培养箱内，31℃培养 4 天，或室温（26～30℃）培养 6～8 天。培养期间每日观察管底水量，必要时沿管壁加蒸馏水以保持原始液面高度，防止干燥。

6）分离幼虫：取出试管，沿管壁加入 45℃蒸馏水，淹没滤纸上的粪膜，1h 后用镊子取出滤纸条，弃去。将培养管置于试管架上静置 1h，吸去上清液，留取约 0.5ml 沉淀液。

7）镜下观察：将试管底部浸于 50～60℃的热水内 2～3min，以抑制幼虫活动。吸取管内沉淀物 1 滴于载玻片上，加盖玻片，将载玻片置于低倍镜下弱光检查，发现疑似虫体后置于高倍镜下观察形态结构，用测微尺测量幼虫大小。

8）结果判定：若检出钩蚴，则判为阳性。根据丝状蚴形态特征进行十二指肠钩虫和美洲钩虫的鉴定（表4-2）。

表 4-2　十二指肠钩虫与美洲钩虫丝状蚴的鉴别要点

鉴别要点	十二指肠钩虫丝状蚴	美洲钩虫丝状蚴
外形	细长，自头至肛门宽度相近	粗短，自食管基部起渐次缩小
口矛	难见到或细、短	较易见到，呈暗色杆状
头端形态	扁平，中间微有凹陷	圆形，无凹陷
鞘膜横纹	不显著	显著
食管与肠连接处	呈微细颗粒状横带	呈透明状横带
肠管	管腔较窄，肠细胞颗粒丰富	管腔较宽，肠细胞颗粒少
生殖原基	肠管中部稍后	肠管中部稍前

（3）注意事项

1）在培养过程中，注意每天补充试管内蒸发的水，始终保持滤纸下端与管底水接触，保持一定湿度。

2）勿使滤纸上的粪便触到水面。

3）在采样 24h 内进行培养。

4）用过的材料应集中消毒处理。

【实验诊断要点】

（1）呕血、便血或大便隐血试验阳性者，或来自钩虫病流行区并贫血者，应进行钩虫病检查。

（2）以粪便中查出钩虫卵确诊。直接涂片法简便易行，但检出率较低；饱和盐水浮聚法的检出率较直接涂片法高，最为常用。

（3）必要时采用钩蚴培养法检查钩蚴，其检出率比直接涂片法高 7.2 倍，且能鉴定虫种。

【实验报告】

（1）绘制钩虫卵点线图（黑铅笔）。

（2）绘制两种钩虫的口囊、交合伞点线图或彩图。

四、蠕形住肠线虫 *Enterobius vermicularis* （蛲虫 pinworm）

实验内容

1. 自学标本

　　镜下观察：虫卵、成虫玻片标本。

2. 示教标本

　　肉眼观察：成虫固定标本。

3. 示教技术操作

　　肛周蛲虫卵检查——透明胶带拭子法。

【目的与要求】

（1）掌握蛲虫卵的形态特征。

（2）熟悉蛲虫成虫的形态特征。

（3）掌握蛲虫卵常用检查方法——透明胶带拭子法。

【自学标本】

1. 虫卵

取自患者的肛周，5% 甲醛溶液保存，封片标本或临时封片。先用低倍镜顺序查找，将虫卵移至视野中央，换高倍镜观察（暗视野）。虫卵为不对称椭圆形，一侧扁平，另一侧稍凸；大小约为55μm×25μm；浅灰色，较透明；卵壳较厚，由2层壳质组成；卵内含1个折叠状幼虫，这是由于蛲虫卵在肛周（6h内）已发育到感染期（图4-14）。

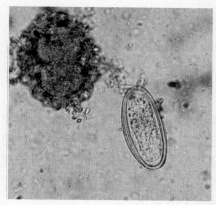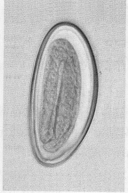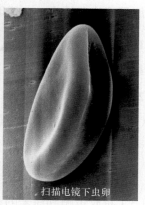

图4-14 蛲虫卵

2. 成虫玻片标本

取自患者的粪便，卡红染色，封片标本。低倍镜观察。

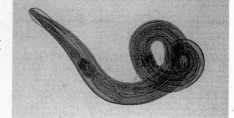

虫体染成红色，前端两侧角皮膨大构成头翼，咽管末端膨大成圆形的咽管球。雌虫中部大部分被子宫占据，其内含有大量虫卵。雄虫尾部向腹面卷曲，末端有1根交合刺（图4-15）。

【示教标本】

成虫固定标本

图4-15 蛲虫成虫（雄）

取自患者的粪便，10%甲醛溶液固定。乳白色，虫体很小，雌虫长约1cm，尾端1/3细而尖直。雄虫体长约为雌虫的1/3，肉眼勉强可见，尾部向腹面卷曲（图4-16）。

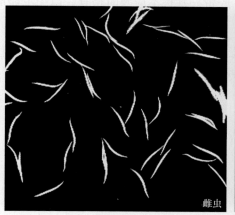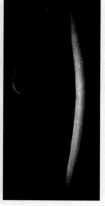

图4-16 蛲虫成虫自然形态

【示教技术操作】

肛周蛲虫卵检查——透明胶带拭子法

1. 器材

载玻片、透明胶带、剪刀、指套、标记笔等。

2. 操作方法

（1）将透明胶带剪成与载玻片等长，粘贴在载玻片上，使胶带的一端稍长出载玻片，便于剥离。在载玻片一端留出贴标签的空，以便记录被检者的姓名、编号、检查日期等。

（2）检查时，从载玻片的一端将胶带揭下，把胶面在被检查者的肛周部用食指粘压数次（图 4-17）。

（3）将胶带贴到原来的载玻片上，低倍镜下检查（图 4-18）。

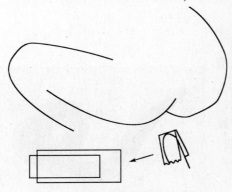

图 4-17　透明胶带拭子法示意图

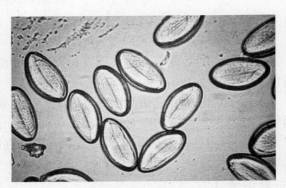

图 4-18　透明胶带拭子法所见蛲虫卵

3. 注意事项

（1）蛲虫卵颜色极浅，镜检时光线不宜过强。

（2）取材应在晨起排便之前，胶带贴片标本应及时检查，以免虫卵崩解。

【实验诊断要点】

（1）以肛周检出蛲虫卵而确诊，透明胶带拭子法简便易行，较棉签拭子法常用。

（2）亦可在感染儿童粪便中或夜间在肛周检获成虫确诊。

（3）粪便中偶可检出虫卵。

【实验报告】

绘制蛲虫卵点线图（黑铅笔）。

（龙绍蓉）

五、班氏吴策线虫（班氏丝虫）*Wuchereria bancrofti*、马来布鲁线虫（马来丝虫）*Brugia malayi*

实 验 内 容

1. 自学标本

镜下观察：班氏微丝蚴、马来微丝蚴。

2. 示教标本

肉眼观察：成虫大体标本、传播媒介——成蚊针插标本（中华按蚊、致倦库蚊）、乳糜尿、丝虫病晚期体征阴囊象皮肿标本、晚期丝虫病患者象皮肿照片。

镜下观察：丝虫幼虫（马来微丝蚴尾核、活微丝蚴、腊肠蚴、丝状蚴）。

3. 技术操作

微丝蚴检查——厚血膜染色法。

【目的与要求】

（1）掌握班氏微丝蚴和马来微丝蚴的形态及鉴别特征。

（2）掌握微丝蚴的检查法——厚血膜染色法。

（3）了解丝虫成虫的形态、寄生部位、丝虫的中间宿主。

【自学标本】

微丝蚴（microfilaria）

取自患者的末梢血，Delafield 苏木素染色标本。先用低倍镜找出微小弯曲的微丝蚴，再转高倍镜或油镜观察（图 4-19、图 4-20）。

标本染成蓝紫色，在高倍镜下可见在白细胞核之间有细丝状弯曲的虫体，头端钝圆，尾端尖细。虫体外被浅灰色的鞘膜（sheath），鞘膜在虫体的前端或后端延伸明显。虫体内部充满深蓝色的细胞核，称其为体核（body nuclei）。

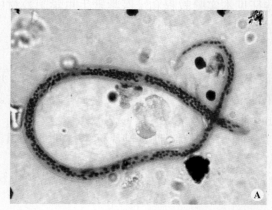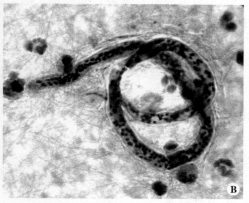

图 4-19　班氏微丝蚴（A）和马来微丝蚴（B）

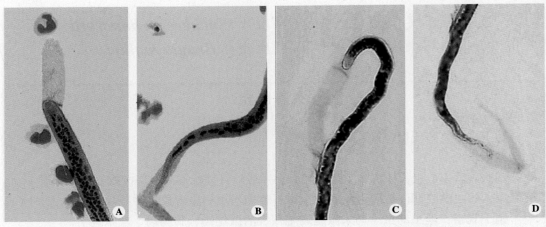

图 4-20　班氏微丝蚴（A、B）和马来微丝蚴（C、D）的头部和尾部

（1）班氏微丝蚴：稍大，长 244 ～ 296μm，体态柔和，自然弯曲。头间隙（cephalic space）长等于或小于宽。体核圆形，大小相近，排列疏松，不重叠，清晰可数，无尾核。

（2）马来微丝蚴：稍小，长 177 ～ 230μm，体态呈僵硬状弯曲，大弯中有小弯、头间隙长约为宽的 2 倍、体核卵圆形，大小不等，排列紧密，常互相重叠，不易分清，尾部有 2 个膨大处，前后排列，其内各有尾核（tail nuclei）1 个。尾核在油镜下可见。

【示教标本】

1. 成虫大体标本

取自患者的淋巴结，10% 甲醛溶液固定标本。虫体乳白色，细长如丝状，表皮光滑，雌虫大于雄虫。雌虫尾部尖圆，雄虫尾部弯曲，两种丝虫外观难以区别。

2. 传播媒介——成蚊针插标本

（1）中华按蚊：管装针插标本。形态特征见本实验教程和《医学寄生虫学》教材中昆虫部分。

（2）致倦库蚊：管装针插标本。形态特征见本实验教程和《医学寄生虫学》教材中昆虫部分。

3. 丝虫幼虫

（1）马来微丝蚴尾核：油镜下观察，尾部末端膨大部内有 2 个蓝黑色尾核（图 4-20）。

（2）活微丝蚴：取感染马来丝虫的长爪沙鼠血液 1 ～ 2 滴于载玻片上，加盖玻片。低倍镜观察，在红细胞间可见"蛇"形蠕动的细线状微丝蚴。

（3）腊肠蚴（sausage stage larva）：取自中华按蚊胸肌，封片标本。虫体短粗，形如腊肠。

（4）丝状蚴：取自中华按蚊口器，封片标本。为感染期幼虫，虫体长约 1mm。

4. 其他标本

（1）乳糜尿（chyluria）：密封保存的慢性丝虫病患者尿液，可见大量乳白色沉淀物。

（2）晚期丝虫病患者的阴囊象皮肿标本。

（3）晚期丝虫病患者象皮肿照片。

【技术操作】

微丝蚴检查——厚血膜染色法

（1）材料：载玻片、标签、胶水、品蓝、伊红、甲醇、高锰酸钾、盐酸、乙醇等。

（2）操作方法：于晚 10 时至次晨 2 时之间，从受检者耳垂或指尖取血 3 滴（血量太少则不易找到微丝蚴）于干净、无油的载玻片上，用推片法将血推成长方形（2cm×3cm）的血膜或涂成圆形的血膜，干后加蒸馏水溶血、晾干、甲醇固定、染色，镜检微丝蚴。

（3）染液配制

甲液：取品蓝 2.5g 溶于 150ml 蒸馏水中，加热促溶。另取高锰酸钾 1.5g 溶于蒸馏水中。将两液混合，煮沸 20min，冷却后过滤，补足煮沸时蒸发的水分备用。

乙液：取 1mol/L 盐酸 4ml、伊红 0.25g，加入 95% 乙醇溶液 96ml，使伊红充分溶解，过滤后备用。

（4）染色方法：将已溶血、固定的厚血膜放入乙液中染色 10s，取出后流水冲洗，再放入甲液中染色 10s，水洗，待干后镜检。或趁有水时加盖玻片，在低倍镜下做初步检查，如发现微丝蚴，待干后再做进一步检查。

【实验诊断要点】

1. 血液检查

外周血液中检出微丝蚴为丝虫病诊断的可靠依据，采血时间以晚 10 时至次晨 2 时为宜。根据患者情况选择检查方法，常用方法有以下几种：

（1）厚血膜法：取末梢血 3 滴，涂成厚血膜，干后溶血、固定、染色、镜检。

（2）新鲜血滴法：取新鲜血 1 滴，置载玻片上，加生理盐水数滴，在低倍镜下查找做"蛇"形运动的细线状微丝蚴。

（3）浓集法：取静脉血 2ml，加抗凝剂和蒸馏水，离心，取沉渣涂片、固定、染色、镜检。此法检出率高。

（4）海群生诱出法：对于夜间采血不便者，白天给受检者口服海群生，于服药后 30～90min，采血、涂片、固定、染色、镜检。

2. 体液检查

对于慢性丝虫病患者，可取鞘膜积液、淋巴液、腹水、尿液等涂片或离心沉淀后检查微丝蚴。

3. 其他检查

（1）成虫检查：用注射器从可疑淋巴结中吸取或直接切除结节查找成虫。

（2）病理学检查：摘取可疑结节，制成病理切片，观察结节中心有无虫体及周围典型丝虫性病变。

（3）免疫学检查：皮内试验、间接荧光抗体技术、酶联免疫吸附试验（ELISA）、检测循环抗原等免疫学方法为辅助诊断。

【实验报告】

（1）绘制班氏微丝蚴、马来微丝蚴点线图（黑铅笔）或彩图。

（2）列表比较两种微丝蚴的体态、头间隙、体核、尾核形态结构。

六、粪类圆线虫 *Strongyloides stercoralis*

实验内容

1. 自学标本

镜下观察：自生世代雌、雄成虫，寄生世代雌虫和幼虫。

2. 示教标本

镜下观察：虫卵。

【目的与要求】

（1）熟悉自生世代和寄生世代成虫和幼虫的形态特征。

（2）认识寄生世代的虫卵。

【自学标本】

1. 自生世代成虫

卡红染色，玻片标本，低倍镜观察。

虫体小，长 0.7 ～ 1.0mm，雌虫略大于雄虫。雌虫尾端尖细，体内可见多个发育中的虫卵。雄虫尾端向腹面卷曲，具 2 根交合刺（图 4-21）。

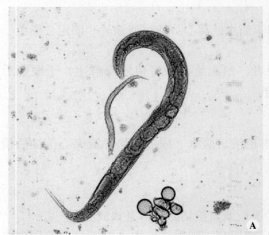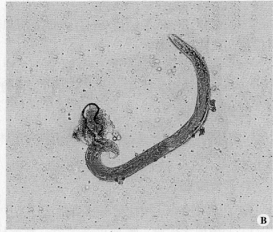

图 4-21 粪类圆线虫自生世代雌虫（A，较小者为杆状蚴）和雄虫（B）

2.寄生世代雌虫

卡红染色，玻片标本，低倍镜观察。

雌虫长约 2.2mm，虫体半透明，角皮具细横纹，尾端尖细，咽管细长，占虫体长的 1/3 ～ 2/5（图 4-22）。

3.寄生世代幼虫

杆状蚴（rhabditiform larva，第一期幼虫）：头端钝圆，尾部尖细，长 0.2 ～ 0.45mm，生殖原基明显可见（图 4-23）。

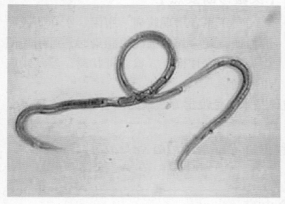

图 4-22　粪类圆线虫寄生世代雌虫

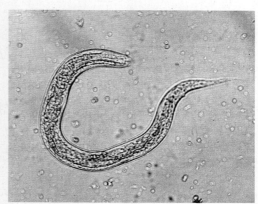

图 4-23　粪类圆线虫杆状蚴

丝状蚴（filariform larva，第三期幼虫）：感染期幼虫。虫体细长，长 0.6 ～ 0.7mm，咽管约为体长的 1/2；尾端尖细，微分叉（图 4-24）。粪类圆线虫的丝状蚴与钩虫和东方毛圆线虫的幼虫极为相似，应注意鉴别。

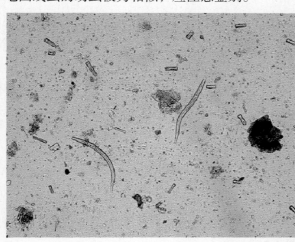

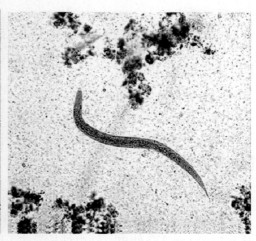

图 4-24　粪便中的粪类圆线虫丝状蚴

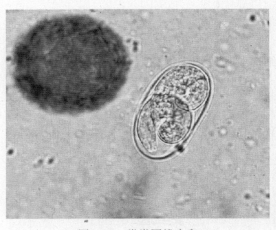

图 4-25 粪类圆线虫卵

【示教标本】

虫卵

封片标本,镜下观察。虫卵(常不易见到)椭圆形,浅灰黄色,较透明,与钩虫卵形态相似,但较小,卵壳薄,部分卵内含 1 条胚幼(图 4-25)。

【实验诊断要点】

(1)患者出现腹痛、腹泻、水样便或黏液血便,疑为粪类圆线虫感染时,可用粪便生理盐水涂片检查,检获杆状蚴、丝状蚴或虫卵确诊。

(2)亦可用皮内试验、ELISA 或荧光抗体技术等免疫学方法辅助诊断。

七、旋毛形线虫(旋毛虫)*Trichinella spiralis*

实验内容

1. 自学标本

镜下观察:囊包幼虫肌肉压片、囊包幼虫肌肉病理切片。

2. 示教标本

镜下观察:旋毛虫成虫。

3. 技术操作

旋毛虫囊包幼虫检查法、囊包幼虫感染小鼠(直接口饲法和消化灌胃法)。

【目的与要求】

(1)掌握旋毛虫幼虫的形态结构。

(2)熟悉旋毛虫囊包幼虫检查法。

(3)了解旋毛虫感染动物的方法。

【自学标本】

1. 囊包幼虫肌肉压片

取感染旋毛虫的小鼠肌肉,临时压片(制作方法见技术操作)。低倍镜观察。梭形囊包中含 1～2 条幼虫,幼虫细长卷曲(图 4-26)。

2. 囊包幼虫肌肉病理切片

取自感染旋毛虫小鼠肌肉病理切片中的囊包幼虫(encysted larva),HE 染色(100×)。

低倍镜观察（图4-27）。A图可见囊包中心的虫体坏死并发生钙化，周围被大量的类上皮细胞包裹；B图囊包中心可见幼虫的纵切面，周围有大量的淋巴细胞浸润和包裹；C图为肌肉组织中囊包幼虫的横切面。

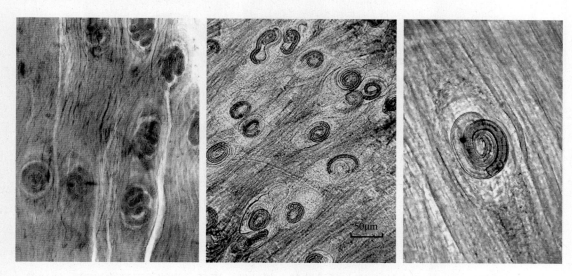

图4-26　肌肉压片中的旋毛虫囊包幼虫

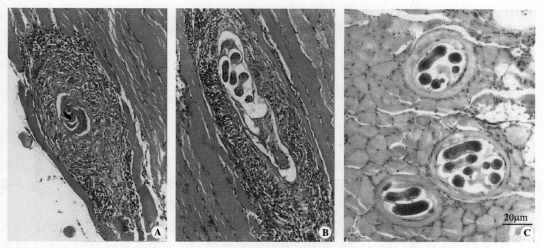

图4-27　肌肉病理切片中的旋毛虫囊包幼虫

【示教标本】

成虫玻片标本

取自旋毛虫感染小鼠的肠腔，卡红染色。低倍镜观察。

虫体细小，越向前端，直径越小，咽管总长占体长的1/3～1/2，咽管开始为毛细管状，然后膨大，之后又变为毛细管状。雌虫大小为（2.5～3.5）mm×0.05mm，尾部钝圆，阴门开口于虫体前 1/5 处。雄虫小于雌虫，大小为（1.0 ～ 1.8）mm×（0.03 ～ 0.05）mm，无交合刺，在虫体后端有两叶交配附器（图 4-28）。

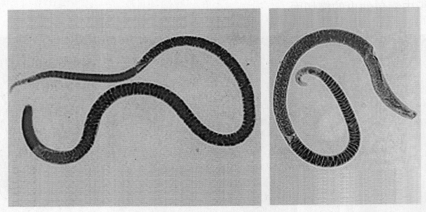

图 4-28　旋毛虫成虫（卡红染色）

【技术操作】

1. 旋毛虫幼虫检查法

（1）材料：感染旋毛虫幼虫的小鼠骨骼肌、载玻片、镊子、剪刀、甲酚皂溶液、甘油等。

（2）方法：剪取约绿豆大的小鼠肌肉组织（常取后腿部肌肉），置于两载玻片之间，用力压平，载玻片两端用线扎紧（也可不用线扎），置于低倍镜下观察。可见内含旋毛虫幼虫的梭形囊包。压片时，在小鼠肌肉组织滴加 2 ～ 3 滴 50% 甘油，观察更为清楚。

（3）注意事项

1）检查活旋毛虫囊包幼虫时，最好戴手套操作，以免引起感染。

2）小鼠肌肉、操作器械等用后必须经 2% ～ 3% 甲酚皂溶液浸泡或煮沸消毒，避免造成污染。

2. 囊包幼虫感染小鼠

（1）直接口饲法：处死感染旋毛虫的小鼠，局部剥皮，取肌肉（也可取含有旋毛虫幼虫的猪肉），剪成米粒大小，置载玻片上，压片镜检囊包数。选取含有 50 ～ 100 个囊包幼虫的肌肉，用镊子将肌肉塞入小鼠（感染前 1 天禁食）咽部，使其咽下。

（2）消化灌胃法：用绞肉机将含有旋毛虫幼虫的肌肉绞碎，置于三角烧瓶内，加入人工胃液（1.0% 胃蛋白酶、0.7% 盐酸、0.85% 氯化钠），一般每克肌肉加入人工胃液 20ml，置于 37 ～ 40℃温箱中，经 10 ～ 18h（在消化过程中经常摇动）待肌肉消化完全后，用 40 目筛过滤全部液体，并将滤液置于锥形杯中沉淀 30min，将上层液倒掉，然后加入清水洗涤沉淀物 3 ～ 5 次，自然沉淀或经离心沉淀收集幼虫，用生理盐水调整每毫升溶液中所含虫体的数量至所需量，用灌胃器注入小鼠胃内，最佳灌入量为 0.2 ～ 0.3ml/ 只、100 ～ 200 条/ 只。感染后第 5 周，可在小鼠肌肉中检出旋毛虫幼虫囊包。

幼虫在动物体内可生存 3 ～ 6 个月或更长。如需长期保种，可按上述方法转种。

【实验诊断要点】

（1）如有条件，可取患者吃剩下的肉类压片检查旋毛虫囊包。

（2）发病10天以上者，活检腓肠肌制作压片，检查囊包幼虫，以明确诊断。

（3）间接荧光抗体技术、ELISA、免疫印迹（Western blot）等为常用的辅助诊断方法。

【实验报告】

绘制旋毛虫囊包幼虫点线图（黑铅笔）或彩图。

（崔 晶）

八、广州管圆线虫 *Angiostrongylus cantonensis*

实验内容

1. 自学标本

镜下观察：成虫头端和尾端。

2. 示教标本

肉眼观察：成虫大体标本。

镜下观察：第一期幼虫。

【目的与要求】

（1）熟悉广州管圆线虫成虫的形态。

（2）熟悉广州管圆线虫第一期幼虫的形态特征。

【自学标本】

1. 成虫头端

头端钝圆，无明显口囊，咽管较短，后连接直的肠管。

2. 成虫尾端

雄虫尾端有一略呈肾形的单叶交合伞。腹肋稍短，紧靠侧腹肋，中侧肋较后侧肋略长，两者长度比值约为0.61。外背肋粗大，背肋则甚小，末端有3个疣状突起。雌虫尾端呈斜锥形，肛门仅尾端开口，阴门开口在肛门近前方，子宫内充满圆形或椭圆形的虫卵（图4-29）。

【示教标本】

1. 成虫大体标本

采自广州管圆线虫感染鼠的肺动脉，10%甲醛溶液浸制，瓶装标本。

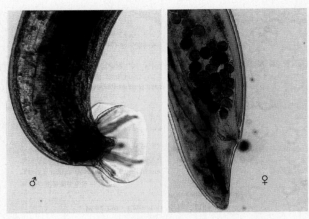

图 4-29 广州管圆线虫成虫尾端

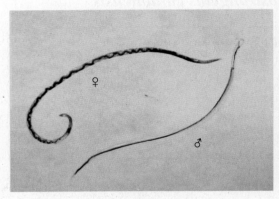

图 4-30 广州管圆线虫成虫

成虫线状，体表具微细环状横纹。头端钝圆，头顶中央有一小圆口，缺口囊。雄虫长 11～26mm，宽 0.21～0.53mm，交合伞对称。雌虫长 17～45mm，宽 0.3～0.66mm，尾端呈斜锥形，子宫双管型，白色，与充满血液的肠管缠绕成红白相间的螺旋纹，十分醒目，阴门开口于肛门之前（图 4-30）。

2. 第一期幼虫

采自感染鼠的粪便，封片标本。

虫体细长，长 0.25～0.29mm，宽 0.014～0.018mm，具侧翼。咽管约为虫体长度的 1/2。生殖原基在肠中部稍前，尾端尖，背侧有一凹陷（图 4-31）。

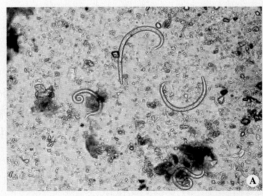
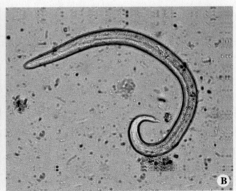

图 4-31 广州管圆线虫第一期幼虫粪便涂片（A 为 10×，B 为 40×）

九、结膜吸吮线虫 *Thelazia callipaeda*

实验内容

1. 自学标本

镜下观察：成虫。

2. 示教标本

肉眼观察：成虫大体标本。

【目的与要求】

（1）认识结膜吸吮线虫成虫。

（2）熟悉结膜吸吮线虫成虫头部、雄虫尾端的形态结构，作为诊断和鉴定虫种的依据。

【自学标本】

成虫

采自患者眼部，卡红染色，玻片标本。

（1）成虫呈细线状，体表具微细横纹，纹缘呈锯齿状。

（2）头端钝圆，有角质口囊，其外周体表有内外2圈乳突。

（3）雌、雄虫肛周均有乳突数个。

（4）雌虫肛门距尾端很近。生殖器官双管型，阴门位于虫体前端，子宫内充满虫卵，近阴门处有发育成熟的盘曲幼虫（图4-32）。

（5）雄虫尾端向腹面卷曲，有2根长短和形状各异的交合刺（图4-33）。

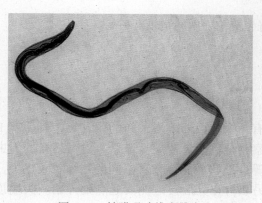

图4-32 结膜吸吮线虫雌虫

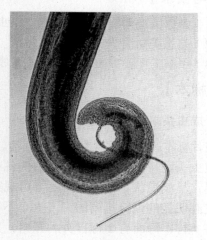

图4-33 结膜吸吮线虫雄虫的交合刺

【示教标本】

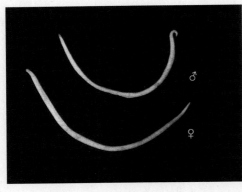

图 4-34　结膜吸吮线虫成虫

成虫大体标本

取自人眼结膜囊，10% 甲醛溶液浸制，瓶装标本。

成虫细长，在眼结膜囊内寄居时为淡红色，离开人体后，呈乳白色、半透明。头端钝圆，具圆形的角质口囊，无唇。体表具有微细横纹，横纹的边缘锐利呈锯齿形。雌虫长 6.2 ～ 20.0mm，宽 0.3 ～ 0.85mm。雄虫长 4.5 ～ 15.0mm，宽 0.25 ～ 0.75mm，尾端弯曲，2 根交合刺，长短不一、形状各异（图 4-34 ）。

十、美丽筒线虫 *Gongylonema pulchrum*

实验内容

1. 自学标本

镜下观察：美丽筒线虫成虫头端、雄虫尾端、虫卵。

2. 示教标本

肉眼观察：美丽筒线虫成虫、羊食道标本、中间宿主——粪甲虫、蜚蠊。

【目的与要求】

（1）掌握美丽筒线虫成虫头端、雄虫尾端的形态特征。

（2）熟悉美丽筒线虫卵的形态特征。

（3）了解美丽筒线虫成虫的形态、寄生部位、中间宿主。

【自学标本】

1. 成虫头端

玻片标本，低倍镜观察，光线宜暗。

成虫头端特点：靠近头端的两侧各有 1 个表面凹陷形似钮的颈乳突，其后有 1 对纵行侧翼，呈波浪状（须调节焦距方可观察到全貌），伸展至最后表皮突终止处。虫体头端表皮有明显的纵行排列的许多大小不等、形状各异、数目不同的花缘状表皮突，背、腹面各 4 行，每面有 2 行自头后开始，另 2 行在其后接近侧翼起点处开始。头端顶部具有小而不太显著的唇，形似小领围绕在口周围，唇上有多个乳突（图 4-35 ）。

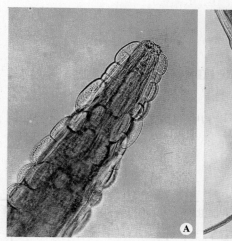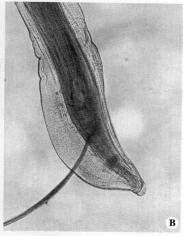

图 4-35　美丽筒线虫前端（A）和雄虫尾端（B）

2. 雄虫尾端

玻片标本，低倍镜观察，光线宜暗。

尾翼明显，左右不对称，左翼较长，到达后端略向后弯曲。肛前有带蒂乳突 2～8 对，常为 5 对，肛后有带蒂乳突 4 对。尾部末端还有 4 对无蒂细乳突。交合刺 2 根，大小形状各异。两侧有宽阔的膜状翼。引带前部为"V"形，后部宽阔（图 4-35）。

3. 美丽筒线虫卵

虫卵呈长椭圆形，（50～70）μm×（25～42）μm，浅灰色，较透明，卵壳厚，内含幼虫（图 4-36）。

【示教标本】

1. 成虫

成虫细长呈线状，乳白色，寄生于人体者较小，在反刍动物体内者较大。从人体获得的虫体，雄虫长 21.00～30.68mm，宽 0.16～0.23mm；雌虫长 32.00～68.80mm，宽 0.20～0.37mm。体表有纤细横纹。

2. 羊食道标本

美丽筒线虫寄生于羊食道黏膜下。

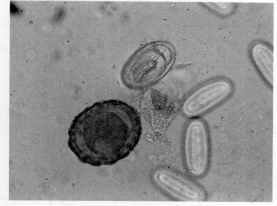

图 4-36　美丽筒线虫卵和受精蛔虫卵

3. 中间宿主——粪甲虫、蜚蠊

见昆虫部分。

（王春梅）

第 5 单元　吸　　虫
Trematode

吸虫的生活史复杂，发育需要水环境和中间宿主。其基本发育过程如图 5-1 所示。

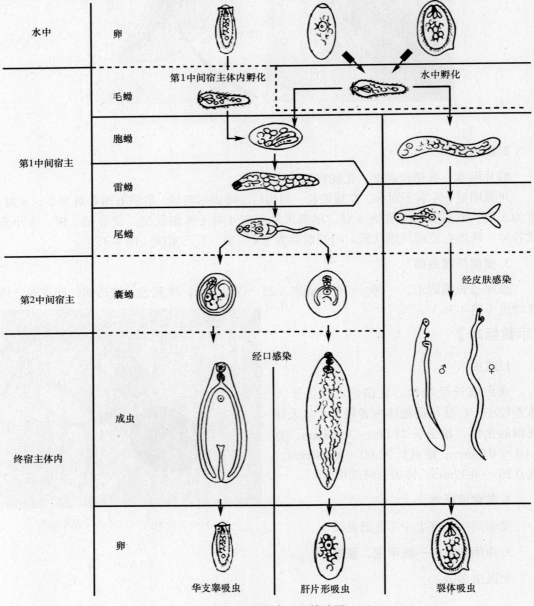

图 5-1　吸虫发育过程模式图

（冯金梅）

一、华支睾吸虫 *Clonorchis sinensis*

实验内容

1. 自学标本

镜下观察：成虫玻片标本、虫卵。

2. 示教标本

肉眼观察：成虫固定标本，中间宿主（豆螺、沼螺，淡水鲤科鱼、虾）。

镜下观察：各期幼虫标本（毛蚴、胞蚴、雷蚴、尾蚴、囊蚴）、病理切片标本（肝胆管中的华支睾吸虫横断面）。

3. 技术操作

囊蚴检查（鱼肉压片法）、虫卵检查（改良加藤厚涂片法）。

【目的与要求】

（1）掌握华支睾吸虫卵的形态特征。

（2）掌握成虫的形态特征，熟悉各期幼虫及中间宿主的形态特征。

（3）掌握囊蚴检查法——鱼肉压片。

（4）熟悉粪便虫卵检查法——改良加藤厚涂片法（Kato-Katz 厚涂片法）。

【自学标本】

1. 成虫玻片标本

采自华支睾吸虫感染猫或犬的肝胆管，10% 甲醛溶液固定，酸性卡红染色，封片标本。低倍镜观察（图5-2）。

（1）虫体前端有口吸盘（oral sucker），腹吸盘（ventral sucker）位于虫体前 1/5 处。

（2）两肠支（intestinal cecum）沿虫体两侧向后直行，末端为盲端。

（3）雄性生殖器官：睾丸 2 个，分支状，位于虫体后 1/3 处，前后排列，每个睾丸各有一输出管（vas efferens）向前延伸至虫体中部，汇合成输精管，经贮精囊、射精管，开口于腹吸盘之前的生殖腔（genital atrium）。

（4）雌性生殖器官：卵巢分叶状，位于睾丸之前。卵巢的斜后方有囊状的受精囊（spermatheca）。子宫盘绕在虫体中部，充满虫卵，开口于生殖腔。虫体中 1/3 的外侧可见棕黄色滤泡状的卵黄腺（vitelline gland）。在子宫后方，两条卵黄管（vitelline duct）汇合，进入卵模（ootype）。劳氏管（Laurer's canal）位于卵巢旁，短管状，开口于虫体背面。

通过上述观察，认识典型的吸虫成虫的特点：虫体扁平、

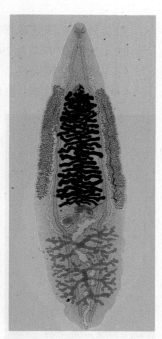

图 5-2 华支睾吸虫成虫

叶状，有口、腹吸盘，雌雄同体，消化系统不完整（无肛门）。

2. 虫卵

采自华支睾吸虫感染犬或猫的粪便，5%甲醛溶液保存，临时封片。先用低倍镜找虫卵，移到视野的中心部位，转换高倍镜仔细观察（图5-3）。

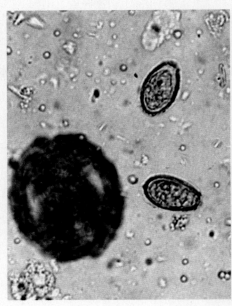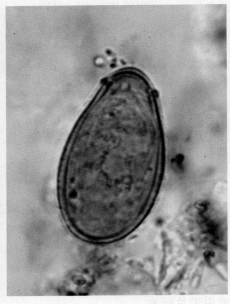

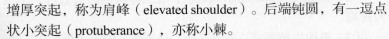
图5-3 华支睾吸虫卵

（1）外形：似芝麻籽。

（2）大小：平均为29μm×17μm，为人体最小的寄生蠕虫卵。

（3）颜色：黄褐色。

（4）卵壳：较厚。虫卵前端较窄，有明显的卵盖（operculum），与卵盖相接处的卵壳增厚突起，称为肩峰（elevated shoulder）。后端钝圆，有一逗点状小突起（protuberance），亦称小棘。

（5）内含物：虫卵随宿主粪便排出时已具有发育成熟的毛蚴（miracidium）。甲醛保存标本内毛蚴死亡，结构不清。

【示教标本】

1. 成虫固定标本

采自华支睾吸虫感染犬或猫，10%甲醛溶液保存，瓶装标本。肉眼或放大镜观察。

（1）虫体窄长、叶状，灰白色，大小为（10～25）mm×（3～5）mm。

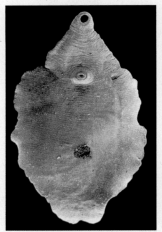
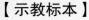
图5-4 华支睾吸虫成虫

（2）口、腹吸盘清晰，虫体后1/3处可见分支睾丸，体前中部可见盘绕的子宫，体两侧有肠管（图5-4）。

2. 中间宿主

采自淡水河沟，10%甲醛溶液保存，瓶装标本。第一中间宿主豆螺、沼螺，灰白色，壳光滑，螺层少。第二中间宿主淡水鱼、虾，野生小型鱼类如麦穗鱼等感染率较高。

3. 幼虫（镜下观察）

生活史各期幼虫，酸性卡红染色，玻片标本。在螺体内的幼虫期有毛蚴、胞蚴、雷蚴、尾蚴，尾蚴离开螺体，在水中侵入第二中间宿主发育为囊蚴。

（1）毛蚴（miracidium）：甚小，近圆形，外被密集的纤毛。

（2）胞蚴（sporocyst）：袋状，内含许多胚细胞、胚团和正在发育的雷蚴。

（3）雷蚴（redia）：与胞蚴相似，虫体一端可见咽及原肠，内有胚细胞、胚团和正在发育的尾蚴。

（4）尾蚴（cercaria）：单尾型。分体部和尾部，体部呈长椭圆形，前端有棕黑色眼点1对。尾部较长，为体部的2～3倍，有鳍（图5-5）。

（5）囊蚴（metacercaria）：近圆形或椭圆形，淡黄色，直径120～140μm，囊蚴充满囊内，可见囊蚴口吸盘、腹吸盘、部分肠管以及含有黑色颗粒的排泄囊（图5-6）。

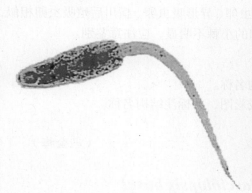

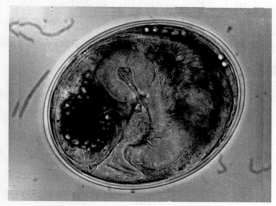

图5-5 华支睾吸虫尾蚴　　　　　　　　　图5-6 华支睾吸虫囊蚴

4. 病理切片标本

肝胆管中的华支睾吸虫横断面，采自华支睾吸虫感染猫的肝胆管，10%甲醛溶液固定，HE染色。低倍镜可见扩张的胆管，内含成虫，胆管壁增厚，有炎性细胞浸润。

【技术操作】

1. 囊蚴检查——鱼肉压片法

（1）材料：阳性麦穗鱼、手术剪、镊子、载玻片、甲酚皂溶液等。

（2）操作方法：取阳性麦穗鱼，剪取1小块鱼肉，置两张载玻片之间，轻压，低倍镜或解剖镜下观察。囊蚴呈椭圆形，140μm×120μm，有两层囊壁，体内有明显的排泄囊，被黑褐色的钙质颗粒所充满。注意活囊蚴具有感染性。

2. 虫卵检查——改良加藤厚涂片法

本法适用于粪便中各种蠕虫卵的检查和计数。

（1）材料：阳性粪便、塑料定量板及刮片、直镊、载玻片、100目规格尼龙绢、透明液、2.5cm×3cm 大小的亲水性透明玻璃纸、甲酚皂溶液。

（2）透明液的配制：蒸馏水 100ml、纯甘油 10ml、3% 孔雀绿 2ml，将三者混匀即得透明液。

（3）操作方法：将尼龙绢覆盖在粪便标本上，用刮片自尼龙绢上刮取粪便。把定量板置于载玻片上，两指压住定量板的两端，将刮片上的粪便填满模孔，并刮去多余粪便。掀起定量板，在粪膜上覆盖经透明液浸泡好的玻璃纸，用另一载玻片将粪便压平，25℃放置 1h，粪膜透明即可镜检。

（4）注意事项：注意粪膜厚度和透明时间。若粪膜厚、透明时间短，难以发现虫卵；若透明时间过长，虫卵易变形，则不易辨认。

【实验诊断要点】

（1）华支睾吸虫卵小，易漏检，常采用浓集法以提高检出率。必要时，进行多次检查或采用十二指肠液引流胆汁检查法。

（2）华支睾吸虫卵的形态、大小与猫后睾吸虫卵、异形吸虫卵、横川后殖吸虫卵相似，前两种虫卵的末端有明显的小棘，而后两种虫卵的小棘不明显，应注意鉴别。

【实验报告】

（1）绘制华支睾吸虫成虫彩图，并标注结构名称。

（2）绘制华支睾吸虫卵点线图（黑铅笔）或彩图，并标注结构名称。

（冯金梅）

二、布氏姜片吸虫 *Fasciolopsis buski*

实验内容

1. 自学标本

　　肉眼观察：成虫玻片标本。

　　镜下观察：虫卵。

2. 示教标本

　　肉眼观察：成虫大体标本。

　　肉眼观察：中间宿主——扁卷螺，植物传播媒介——水红菱、荸荠、茭白。

【目的与要求】

（1）掌握布氏姜片吸虫卵的形态特征。

（2）熟悉布氏姜片吸虫成虫的形态特征。

（3）了解布氏姜片吸虫的中间宿主及植物传播媒介。

【自学标本】

1. 成虫玻片标本

采自布氏姜片吸虫感染猪的粪便，酸性卡红染色，玻片标本（图 5-7）。

（1）虫体：叶片状，口吸盘小，位于体前端腹面，腹吸盘比口吸盘大 4～5 倍，呈倒钟状，与口吸盘相距很近。观察时应注意口、腹吸盘的位置、大小比例及形状。

（2）消化道：有口、咽、短的食道，肠管分两支，沿虫体两侧下行，有 4～6 个弯曲。

（3）雄性生殖器官：有 2 个睾丸，高度分支呈珊瑚状，前后排列于虫体的后端。阴茎囊（cirrus pouch）明显，长袋状，经子宫的背面，向前开口于腹吸盘前缘的生殖腔。

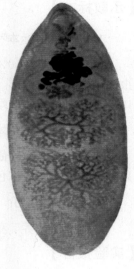

图 5-7　布氏姜片吸虫成虫

（4）雌性生殖器官：有卵巢 1 个，分支状。无受精囊。子宫盘曲在卵巢和腹吸盘之间。卵黄腺发达，分布在虫体两肠管外侧。梅氏腺为球形，与卵巢左右并列。

2. 虫卵

采自布氏姜片吸虫感染猪的粪便，5% 甲醛溶液保存，临时封片或永久封片标本。低倍镜观察（图 5-8）。

（1）外形：卵圆形，为人体最大的寄生蠕虫卵。

（2）大小：（130～140）μm×（80～85）μm。

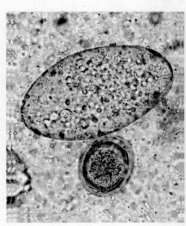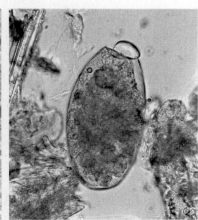

图 5-8　布氏姜片吸虫卵

（3）颜色：淡黄色。

（4）卵壳：薄而均匀，卵盖不明显，常位于有卵细胞的一端。

（5）内含物：新排出的卵内含 1 个大而发亮的卵细胞和 20～40 个多边形的卵黄细胞。该虫卵与肝片形吸虫卵相似，应注意鉴别。

【示教标本】

1. 成虫大体标本

采自感染猪，10% 甲醛溶液浸制，瓶装标本。布氏姜片吸虫为寄生人体的最大吸虫，虫体肥厚，长椭圆形。长 20 ~ 75mm，宽 8 ~ 20mm，厚 0.5 ~ 3mm。固定后呈灰白色。口吸盘小，位于体前端腹面，腹吸盘较大，呈漏斗状（呈明显的凹陷），两者相距很近。

2. 扁卷螺大体标本

中间宿主（ intermediate host ）扁卷螺（ 采自菱田 ），10% 甲醛溶液浸泡标本。外形似蜗牛，扁平，壳光滑，浅棕色。

3. 植物传播媒介

水红菱、荸荠、菱白。

【实验报告】

绘制布氏姜片吸虫卵点线图（黑铅笔）或彩图。

（王慧忠）

三、卫氏并殖吸虫 *Paragonimus westermani*
（肺吸虫 lung fluke）

实验内容

1. 自学标本
镜下观察：成虫玻片标本、虫卵。

2. 示教标本
肉眼观察：成虫大体标本，中间宿主（川卷螺、溪蟹、蝲蛄），肺脏病理标本。
镜下观察：囊蚴封片标本、尾蚴封片标本。

3. 技术操作
痰液中虫卵检查——直接涂片法、消化沉淀法。

【目的与要求】

（1）掌握卫氏并殖吸虫卵的形态特征，熟悉成虫的形态特征。
（2）熟悉中间宿主的形态特征及肺部病理特征。
（3）掌握痰液中虫卵的检查方法。

【自学标本】

1. 成虫玻片标本

采自病犬的肺，10% 甲醛溶液固定，酸性卡红染色标本。低倍镜或解剖镜观察（图 5-9 ）。

（1）形状：虫体肥厚，椭圆形。

（2）吸盘（sucker）：口吸盘位于虫体前端，腹吸盘位于体中横线之前。二者几乎等大。

（3）消化系统：分口、咽、食道、肠支。食道短，肠支位于虫体两侧，有3～4个明显弯曲，末端为盲端。

（4）生殖系统：两个睾丸分支少，左右并列于虫体后1/3处。卵巢和子宫并列于腹吸盘之后，卵巢呈佛手状分支，子宫内充满了虫卵，呈黄褐色。卵黄腺呈密集的滤泡，分布于整个虫体的两侧。

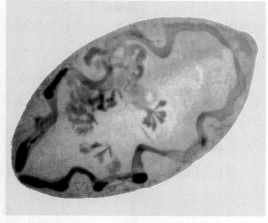

图 5-9 卫氏并殖吸虫成虫

2. 虫卵

采自卫氏并殖吸虫感染犬的粪便，10% 甲醛溶液保存，临时封片。低倍镜及高倍镜观察（图 5-10）。

（1）形状：椭圆形，两侧不对称，卵盖（operculum）端一般较宽。

（2）大小：（80～118）μm×（48～60）μm。

（3）颜色：金黄色。

（4）卵壳：厚薄不匀，卵盖对端的卵壳增厚。卵盖宽大，中央稍隆起，明显易见，有不明显的肩峰。

（5）内含物：虫卵内含1个卵细胞和10余个卵黄细胞，甲醛保存的虫卵中卵细胞不易见到。

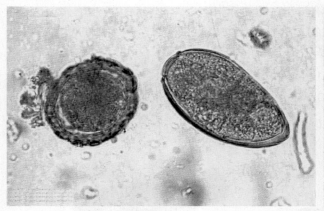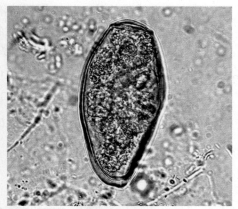

图 5-10 卫氏并殖吸虫卵

【示教标本】

1. 成虫大体标本

采自卫氏并殖吸虫感染犬的肺，10% 甲醛溶液浸制，瓶装标本。

虫体呈卵圆形，前端略窄，腹面扁平，背面隆起，似半粒花生米，灰白色，半透明。在腹面中央稍前方，可见一小点状的腹吸盘。其他结构不易见到。

2. 囊蚴封片标本

采自阳性溪蟹，卡红染色，封片标本。囊蚴呈球形，直径 300 ~ 400μm。囊壁 2 层，外层薄、易破碎；内层厚而坚韧，平均厚度 20μm。囊中囊蚴卷缩、充满囊内。排泄囊（黑色）占据囊内大部分。肠管呈螺旋状弯曲。口、腹吸盘隐约可见，或被排泄囊遮盖（图 5-11）。

3. 尾蚴封片标本

微尾型尾蚴，卡红染色，封片标本。尾蚴大小为 170μm×80μm，尾部呈小球形（图 5-12）。

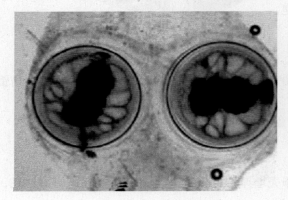

图 5-11　卫氏并殖吸虫囊蚴

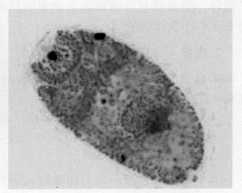

图 5-12　卫氏并殖吸虫尾蚴

4. 肺脏病理标本

采自病犬或猫的肺，10% 甲醛溶液浸制，瓶装标本。

肺脏表面可见椭圆形突起的囊状物，内含卫氏并殖吸虫成虫。病犬肺的断面，可见洞穴样病变，其中已无虫体和坏死组织。

5. 中间宿主

第一中间宿主川卷螺，黑褐色，螺层粗大，壳不光滑，螺尖常缺损。第二中间宿主溪蟹（*Potamon* spp.）（图 5-13）、蝲蛄（学名东北黑螯虾 *Cambaroides dauricus*）（图 5-14）。

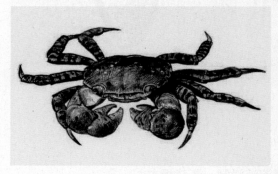

图 5-13　溪蟹

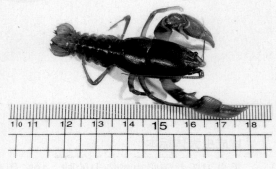

图 5-14　蝲蛄

【技术操作】

痰液中虫卵检查法

（1）直接涂片法：先在洁净载玻片上滴加 1 ～ 2 滴生理盐水，挑取痰液少许（最好选带铁锈色的痰），涂成痰膜，加盖玻片镜检。如未发现卫氏并殖吸虫卵，仅见有夏科 - 莱登晶体，提示可能是卫氏并殖吸虫患者，多次涂片检查均为阴性者，可改用消化沉淀法。

（2）消化沉淀法（浓集法）：收集患者 24h 痰液，置于玻璃杯中，加入等量 10% NaOH 溶液，用玻璃棒搅匀后，置 37℃ 温箱（或水浴箱）内 2 ～ 3h，痰液被消化成稀液状。取出痰液并分装于数个离心管内，以 1500r/min 离心 10min，弃去上清液，取沉渣 1 滴涂片镜检虫卵。

【实验诊断要点】

（1）对可疑感染者应同时检查痰液和粪便中的虫卵，以发现虫卵为确诊依据。

（2）卫氏并殖吸虫卵的大小、形态易与阔节裂头绦虫卵混淆，但卫氏并殖吸虫卵末端的卵壳显著增厚，而阔节裂头绦虫卵无此特征。

（3）对卫氏并殖吸虫轻度感染者应多次检查痰和粪便，以检获虫卵。必要时可做血清学检查。

【实验报告】

（1）绘制卫氏并殖吸虫卵点线图（黑铅笔）或彩图。

（2）绘制卫氏并殖吸虫成虫彩图。

四、斯氏并殖吸虫 *Paragonimus skrjabini*

实验内容

1. 自学标本

　　肉眼观察：成虫玻片标本。

2. 示教标本

　　肉眼观察：第一中间宿主泥泞拟钉螺或中华小豆螺、第二中间宿主溪蟹。

　　镜下观察：囊蚴封片标本、虫卵封片标本。

【目的与要求】

熟悉斯氏并殖吸虫成虫、虫卵的主要特征，掌握其鉴别点。

【自学标本】

成虫玻片标本

采自斯氏并殖吸虫感染猫的肺，酸性卡红染色标本。低倍镜或解剖镜观察。虫体窄长呈梭形，两端较窄，大小为（3.5～6.0）mm×（11～18.5）mm，长宽比例为 3.2 : 1.2，腹吸盘水平处最宽。腹吸盘多位于体前 1/3 处，略大于口吸盘。卵巢分支细而多与盘曲的子宫并列于腹吸盘后，两个分支状睾丸左右并列于虫体后 1/3 处（图 5-15）。

【示教标本】

1. 中间宿主标本

干制或浸制标本。第一中间宿主泥泞拟钉螺或中华小豆螺，第二中间宿主溪蟹。

2. 囊蚴封片标本

采自阳性溪蟹，10% 甲醛溶液固定，卡红染色，封片标本。囊蚴呈球形或近球形，大小为 420μm×430μm。囊壁分 2 层，外层较薄，内层较厚。囊内幼虫呈收缩状，充满囊内全部空间。两侧的肠管弯曲、较透明，排泄囊黑色位于肠管之间（图 5-16）。

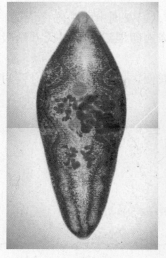
图 5-15　斯氏并殖吸虫成虫

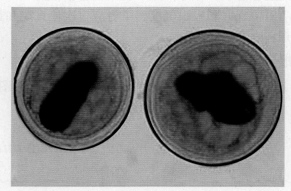
图 5-16　斯氏并殖吸虫囊蚴

3. 虫卵封片标本

采自斯氏并殖吸虫感染猫的粪便，永久封片标本。虫卵呈椭圆形，不对称，卵盖大而明显，卵壳厚薄不均，其大小可因地区和宿主的不同而有差异，约为 71μm×48μm。

【实验诊断要点】

（1）人类为斯氏并殖吸虫的非正常宿主，感染后会引起内脏和（或）皮肤幼虫移行症。皮下包块或结节活组织检查可见隧道样虫穴，有时可见童虫。

（2）组织活检可见嗜酸细胞肉芽肿、坏死渗出物及夏科－莱登晶体。

（王花欣）

五、日本血吸虫 *Schistosoma japonicum*

【目的与要求】

（1）掌握日本血吸虫成虫的寄生部位及其主要形态特征。

（2）掌握日本血吸虫的感染方式以及尾蚴的形态特征。

（3）掌握日本血吸虫卵的形态特征及其沉积部位。

（4）认识日本血吸虫的中间宿主——钉螺。

（5）熟悉毛蚴孵化的方法与间接血凝试验。

（6）了解日本血吸虫生活史中除成虫、虫卵、尾蚴外各期的形态特征。

【自学标本】

1. 成虫

卡红染色，玻片标本。

（1）雄虫：雄虫粗短，长 10 ～ 20mm，头、尾向中部腹面弯曲呈镰刀状。口吸盘小，位于虫体前端；口、腹吸盘相距较近，后者突出如杯状；腹吸盘后为抱雌沟的始端。口吸盘中央为口，向后为食道及肠管，无咽。肠支在腹吸盘前分成 2 支，至体后 1/3 处又汇合为 1 支，肠管末端为盲端。睾丸为 7 个，椭圆形，呈串珠状排列于腹吸盘后方的背侧（图 5-17）。

（2）雌虫：呈圆柱形，前半段纤细，后半段较粗。口、腹吸盘较小，不明显。消化系统的肠管至卵巢后方合为 1 支盲管至虫体末端，其余同雄虫。卵巢呈红色，长椭圆形，位于体中部（粗细段交界处）。子宫长管状，位

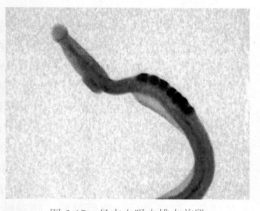

图 5-17　日本血吸虫雄虫前段

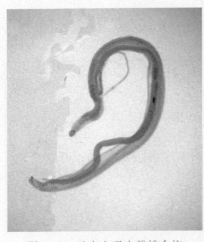

图 5-18 日本血吸虫雌雄合抱

于卵巢之前两肠管之间，内含虫卵。卵巢之后直到虫体末端，有棕黄色滤泡状腺体围绕于肠管周围，即卵黄腺。

（3）雌雄合抱：细长的雌虫处于粗短雄虫的抱雌沟内，其头端和尾端常伸出抱雌沟外（图 5-18）。

2. 虫卵

采自日本血吸虫病兔的肝脏，重点观察内含毛蚴的成熟虫卵。

成熟虫卵呈淡黄色，椭圆形，大小为（74～106）μm×（55～80）μm，平均为89μm×67μm。卵壳薄而均匀，无卵盖，在卵的一侧有一个侧棘（lateral spine）。取自粪便的虫卵，卵壳外常因黏附宿主组织残留物而不易见到侧棘。成熟卵内含有 1 个发育成熟的葫芦状毛蚴。在毛蚴与卵壳之间可见油滴状折光性强的毛蚴分泌物（图 5-19）。

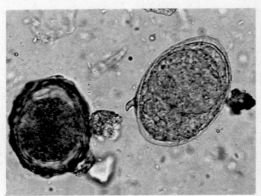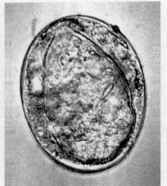

图 5-19 日本血吸虫卵

3. 尾蚴

过碘酸希夫染色（PAS 染色），玻片标本，低倍镜和高倍镜观察。日本血吸虫尾蚴属叉尾型尾蚴，大小为（280～360）μm×（60～95）μm，由体部和尾部组成，尾部又分尾干和尾叉两部分（图 5-20）。体部前端特化为头器（head organ），其中央有一

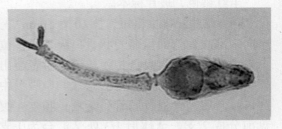

图 5-20 日本血吸虫尾蚴

大的单细胞腺体即头腺；口位于虫体前端正腹面，腹吸盘位于虫体后部 1/3 处，几乎不着色，由发达的肌肉构成，具有较强的吸附能力。体中后部左右对称排列着 5 对单细胞钻腺（penetration gland），其中 2 对分布于腹吸盘前，称前钻腺，嗜酸性，内含粗颗粒；3 对分布于腹吸盘后，称后钻腺，嗜碱性，内含细颗粒。前后 5 对钻腺分别由 5 对腺管通往体前端，分左右两束（被染成红色）伸入头器，并开口于头器顶端。

【示教标本】

1. 成虫大体标本

采自日本血吸虫感染兔的肠系膜静脉，10%甲醛溶液浸制，瓶装标本。

（1）雄虫：虫体粗短，圆柱状，常向腹面弯曲，大小为（10～20）mm×（0.5～0.6）mm，乳白色，虫体前端较细，口、腹吸盘不易看出，在腹吸盘以后虫体变粗，两侧向腹面卷曲形成抱雌沟（gynecophoric canal）。

（2）雌虫：虫体细长，前部较后部更细，大小为（12～28）mm×（0.1～0.3）mm，口、腹吸盘较雄虫的小，不明显。虫体后半部因肠管中充满了被消化的血红蛋白而呈暗褐色。

（3）雌雄合抱：雌虫处于雄虫的抱雌沟内。

2. 中间宿主钉螺

钉螺为小型螺类，圆锥形，似螺丝钉，长约10mm，有6～8个螺层，表面有纵肋或光滑无肋（图5-21）。

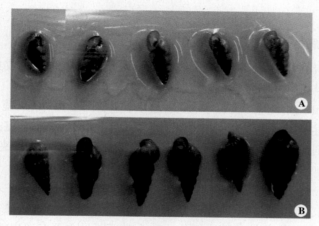

图 5-21　光壳钉螺（A）与肋壳钉螺（B）

3. 寄生肠系膜的成虫标本

解剖病鼠时活体观察或观察10%甲醛溶液浸制的瓶装标本。雌雄合抱的成虫寄生于肠系膜静脉中，雄虫粗短，呈乳白色；雌虫细长，黑褐色。

4. 肝脏虫卵肉芽肿标本

采自血吸虫病兔，10%甲醛溶液浸制，瓶装标本。肝脏表面凹凸不平，由于大量虫卵沉积而有许多灰白色的虫卵结节。

5. 幼虫封片标本

（1）毛蚴（miracidium）：用血吸虫成熟虫卵孵化的毛蚴，10%甲醛溶液固定，卡红染色，封片标本。日本血吸虫毛蚴略呈梨形，前宽后窄，周身被有纤毛，平均大小为99μm×35μm。体前端有一嘴状顶突（钻孔腺）。体内前部中央有一袋状的顶腺，开口于顶突；顶腺两侧稍后各有1个长梨形侧腺，开口于顶腺开口的两侧。体后部有许多胚细胞。

毛蚴借助体前端的顶突和顶腺的分泌作用，主动侵入钉螺体内。

（2）母胞蚴（mother sporocyst）：采自阳性钉螺，10%甲醛溶液固定，卡红染色，封片标本。母胞蚴呈腊肠状，体壁薄，体内充满被染成红色的胚细胞。

（3）子胞蚴（daughter sporocyst）：采自阳性钉螺，10%甲醛溶液固定，卡红染色，封片标本。感染时间较短的子胞蚴呈长袋状，前端较尖，活体时前端可运动；随着感染时间的延长，子胞蚴呈腊肠形，可有多节。由于感染时间的不同，子胞蚴体内可出现被染成红色的胚细胞、胚胎、不同成熟程度的尾蚴等。

（4）皮肤型童虫（skin-phase schistosomula）：外形呈曲颈瓶状，大小约为 63.3μm×32.4μm。

（5）肺型童虫（lung-phase schistosomula）：外形纤细，肠管透明，大小约为 128.8μm×23.2μm。

（6）肝门型童虫（hepato-portal system schistosomula）：外形可呈曲颈瓶状、腊肠形、延伸状等，肠管开始向体后侧汇合并延伸，其内出现黑褐色颗粒；生殖器官逐渐发育成熟。

【技术操作】

1. 日本血吸虫病小鼠的感染、解剖及灌注法冲虫

观察灌注法冲出的日本血吸虫成虫或病鼠肠系膜静脉中寄生的成虫、肝脏的虫卵结节以及沉积于肠壁与肝脏中的虫卵。

（1）材料：50ml 三角烧瓶、去氯水、生理盐水、塑料网小帽、解剖镜、显微镜、载玻片、盖玻片、带光照的生化培养箱、金属接种环、毛笔、绑鼠板、3% 异氟烷、含肝素生理盐水、眼科剪、镊子、解剖针、50ml 注射器、5.5 号（儿童）输液管、吸管、铁夹、20cm 培养皿等。

（2）操作方法

1）尾蚴逸放：将 20 个左右阳性钉螺放入 50ml 的三角烧瓶中，注入 25℃的去氯水，瓶颈部置一防钉螺上爬的塑料网小帽；然后将三角烧瓶加满去氯水使水淹过小网帽，并将其置于 25℃带光照的生化培养箱中孵化，数小时后可见水面有逸出的尾蚴。

2）小鼠感染：将小鼠仰卧绑缚于绑鼠板上，拔去部分腹毛，用毛笔蘸取去氯水湿润去毛皮肤。用金属接种环挑取水面的尾蚴置于小盖玻片上，解剖镜下定量计数后将此小盖玻片覆盖于小鼠的腹部皮肤上，并保持皮肤的湿润约 20min，然后移去小盖玻片，正常饲养 6 周。

3）小鼠解剖：感染后 6 周，将用 3% 异氟烷麻醉小鼠后再次绑缚于绑鼠板并斜置于培养皿上，取眼科剪与镊子自腹中线打开腹腔及胸腔，暴露心脏、肝脏及肠管，观察肝脏及结肠表面的灰白色小点即虫卵结节。前者明显，易被观察到；后者需仔细观察。

4）灌注法冲虫：用铁夹固定小鼠左侧腹部表皮于绑鼠板上，分别向左上方及上方翻开肝脏及肠管，暴露肝门静脉，观察寄生于肝门静脉中呈线状、黑褐色的成虫；同时将输液针头插入小鼠左心室，一边轻推吸满含肝素生理盐水的注射器，一边在肝门处将门静脉剪开一小口；接着加大注射器的推力，轻轻翻动肠管，注意观察从门静脉处冲出的成虫；推完生理盐水后，轻翻肠管观察肠系膜静脉中残留的成虫。取解剖针挑取静脉中残留的成虫或用吸管吸取已冲至培养皿中的成虫，于加有一滴生理盐水的载玻片上观察

其自然形态，或置于低倍镜下观察成虫的吸盘、子宫、卵巢、抱雌沟等结构。

5）虫卵检查：取绿豆大小的一块肝脏组织、结肠组织，置两张载玻片之间夹压，在显微镜下观察两种组织中的虫卵，比较两者的多寡（图 5-22）。

通过上述实验，理解日本血吸虫的感染阶段是尾蚴，成虫的寄生部位在门脉 - 肠系膜静脉系统，主要致病阶段是虫卵，主要病变部位在肝脏和结肠。

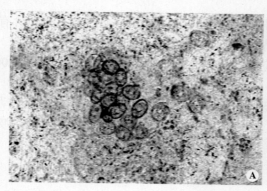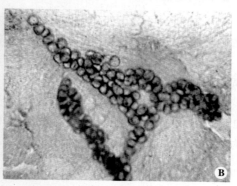

图 5-22　日本血吸虫感染小鼠组织中的虫卵
A. 肝脏中的虫卵；B. 结肠壁中的虫卵

2. 毛蚴孵化法

（1）材料：阳性粪便（也可利用上述解剖的小鼠肝脏组织搅碎处理后代替）、量筒、三角烧瓶、去氯水、放大镜、吸管、载玻片、显微镜等。

（2）操作步骤

1）取阳性粪便约 30g（乒乓球大小），先经水洗沉淀或尼龙绢集卵法处理，将沉渣倒入 250ml 三角烧瓶中，加去氯水至瓶口。

2）置于 25 ～ 30℃、光照条件下孵化 4 ～ 12h，一般 4h 即可有毛蚴孵出。观察时，最好在较亮的前侧光线下，以深色为背景，眼睛平视瓶颈部，可利用放大镜观察，或用吸管吸取瓶口的溶液滴于载玻片上在显微镜下观察。若未见毛蚴孵出，每隔 4 ～ 6h 观察 1 次，观察 2 ～ 3 次。

3）孵出的毛蚴呈白色，长约 0.1mm，在近三角烧瓶颈部的水中做直线运动。

（3）注意事项

1）孵化时要用去氯水，用河水、井水时，经煮沸待凉后再用。

2）检查所用的粪便要新鲜，以免虫卵死亡。

3）夏季进行水洗沉淀处理时，为避免毛蚴孵出，可用冰水或用 1.2% NaCl 溶液代替清水在低温条件下沉淀。

4）池水或湖水可能含有其他原生动物，它们游动时呈摇摆或旋转状，注意与毛蚴鉴别。

【示教技术操作】

间接血凝试验（indirect hemagglutination test，IHA）

1. 原理

间接血凝试验又称间接红细胞凝集试验，属于免疫凝集反应。将日本血吸虫卵内成熟毛蚴分泌排泄的可溶性虫卵抗原（soluble egg antigen，SEA），包被于绵羊或健康人O型红细胞表面，成为致敏的载体，与待测血清中的特异性抗体结合，通过抗体桥联，出现肉眼可见的凝集现象，以检测待测样本中的相应抗体。IHA操作简便，敏感性和特异性均较好，适用于血吸虫病的辅助诊断，也常用于现场的流行病学调查。

2. 试剂与器材

（1）试剂：可选市售试剂盒（包装规格分别为60、100、200人份/盒），包含有冻干致敏红细胞、稀释液及阴、阳性对照血清冻干品。

（2）耗材：96孔"V"形有机玻璃反应板、10～100μl可调式移液枪、100～1000μl可调式移液枪、200μl与1ml枪头。

（3）设备：台式低速离心机（最高转速2500r/min）、平板微量振荡器（最高振动频率2800r/min，最大振幅6mm）、恒温箱（控温范围室温5～99.9℃，温度分辨率/波动度为0.1℃/±0.5℃）。

3. 待测血清制备

采集的血液样本室温下静置2h，2500 r/min离心5min，分离血清待检。若不能及时检测，可将血清样本在2～8℃条件下保存72h或在-20℃条件下保存2～3年。检测时，血清量要求不少于25μl。

4. 操作步骤

（1）编号：待测血清样本从左至右依次排列，将其编号为1～N。

（2）阴、阳性对照血清冻干品的稀释：分别取阴、阳性对照血清冻干品各1支，启开后加稀释液（60人份/盒的加50μl，100人份/盒的加100μl，200人份/盒的加150μl）稀释，充分混匀后备用。

（3）待测样本稀释：将反应板横向平放，在第1列的第1孔加稀释液100μl、第2孔不加稀释液，第3、4孔各加25μl稀释液。然后在上述第1孔加1号待测血清25μl，充分混匀后，从中分别吸出25μl至第2、3孔；第3孔溶液充分混匀后从中也吸出25μl至第4孔，第4孔溶液混匀后，吸出25μl溶液弃去，使第1、2、3、4孔的血清稀释度分别为1：5、1：5、1：10、1：20。同样依次对2～N号待测血清样本与阴、阳性对照血清进行倍比稀释操作。多样本检测时，可先加好稀释液后再加待测血清样本，以提高效率。

（4）致敏红细胞的稀释与加样：取冻干致敏红细胞1支，启开后加稀释液（60人份/盒的加500μl，100人份/盒和200人份/盒的均加1000μl）稀释，充分混匀后吸取25μl加入除每列第1孔外的各孔，置反应板于微量振荡器上振摇2min。

（5）温浴：盖好盖板，置于37℃恒温箱中温浴30min。

（6）结果判读（图5-23）：将反应板置于白纸上观察结果并记录，阴性对照血清不出现凝集现象，阳性对照血清出现凝集现象，检测结果视为有效。以呈"+"或以上反应强度凝集的血清最高稀释度作为血清的效价，以效价≥1：10作为阳性判断标准。

1）阴性（-）：红细胞全部沉于孔底，形成肉眼可见、边缘光滑的紧密圆点。

2）弱阳性（+）：红细胞大部分沉积于孔底形成一圆点，圆点周围有少量凝集的红细胞，肉眼见周边模糊，或中间出现较为明显的空白点。

3）中阳性（++）：红细胞少量沉积于孔底为一小圆点，周围有较多红细胞凝集形成薄层。

4）强阳性（+++）：红细胞形成薄层凝集，布满孔底如毛玻璃状，边缘可呈不规则皱褶。

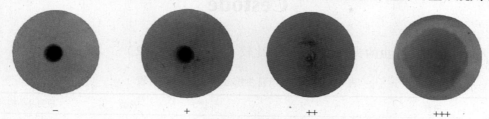

图 5-23　间接血凝试验结果判读

5. 注意事项

（1）样本采集：全血采集后应在 4h 内进行血清分离，血清样本不能被红细胞或细菌污染。

（2）检测试剂：如果保存于冰箱，取出后应置于室温 30min 以上再用。

（3）加样：微量移液枪加样时，每个样本应更换枪头；倍比稀释待检血清时，应避免产生气泡。

（4）致敏红细胞：多样本操作时，须不时摇动稀释好的红细胞悬液，以防止红细胞沉底而影响结果的准确性。

（5）温浴：血凝反应板温浴时应加盖玻璃板或一次性封口膜封板，或置于密闭湿盒内。

（6）结果判读：应在 10min 内完成，并注意不要振摇反应板，以免凝集分散，影响结果判断。

（7）反应板的清洗：可用清洗器或高压自来水冲洗，再用蒸馏水清洗 1～2 次，甩干后倒置于 37℃ 温箱烘干备用；忌用锐物擦洗或用酸碱溶液浸泡。

【实验诊断要点】

（1）急性期患者的脓血便中可检出大量虫卵。

（2）轻度感染者、慢性期或晚期患者的粪便中很难查到虫卵，可用毛蚴孵化法检查毛蚴或结肠黏膜活检虫卵加以确诊，或血清学检测辅助诊断。

【实验报告】

（1）绘制日本血吸虫卵点线图（黑铅笔）或彩图。

（2）绘制日本血吸虫雄虫前段点线图（黑铅笔）。

（3）绘制日本血吸虫雌虫中段点线图（黑铅笔）。

（4）撰写解剖日本血吸虫病小鼠的实验报告。

（董惠芬）

第6单元 绦 虫
Cestode

人体肠道寄生绦虫的头节和孕节形态比较（表6-1和表6-2）。

表6-1 人体肠道寄生绦虫的头节形态比较

虫种	大小	形状	吸盘	顶突及小钩
链状带绦虫 Taenia solium	直径约1mm	圆球形	4个，杯状	顶突上有2圈褐色几丁质小钩25～30个
肥胖带绦虫 Taenia saginata	直径1～2mm	近方形	4个，杯状	无顶突及小钩
阔节裂头绦虫 Diphyllobothrium latum	（2～3）mm×1mm	匙形，似杏仁	背、腹侧各1个吸槽	无顶突及小钩
犬复孔绦虫 Dipylidium caninum	0.35mm×0.37mm	近似菱形或椭圆形	4个，椭圆形，杯状	顶突圆锥形或卵圆形，可伸缩，30～150个棘状小钩，排列为1～7圈
微小膜壳绦虫 Hymenolepis nana	直径0.13～0.4mm	球形	4个，杯状	可伸缩的顶突及单排小钩20～30个
缩小膜壳绦虫 Hymenolepis diminuta	直径0.2～0.4mm	球形	4个，杯状	退化的顶突，无小钩

表6-2 人体肠道寄生绦虫的孕节形态比较

虫种	孕节大小	子宫形态	其他
链状带绦虫 Taenia solium	长12mm，宽5～7mm	主干每侧分出7～13支主侧支	孕节通常在粪便表面，2～3个节片连在一起
肥胖带绦虫 Taenia saginata	长16～20mm，宽5～7mm	主干每侧分出15～30支主侧支	孕节通常在粪便表面，单个节片，蠕动性强
阔节裂头绦虫 Diphyllobothrium latum	长2～4mm，宽10～12mm	盘曲呈玫瑰花状	孕节偶尔排出，以虫卵为诊断阶段
犬复孔绦虫 Dipylidium caninum	长12mm，宽3mm，两端变窄，南瓜子状	有数个充满虫卵的贮卵囊	孕节可单个或链状排出，与粪便中的稻米相似
微小膜壳绦虫 Hymenolepis nana	0.2～0.3mm，宽0.8～0.9mm，宽大于长	袋状，充满虫卵	孕节通常在肠道破裂，粪便中很少见到，以虫卵为诊断阶段
缩小膜壳绦虫 Hymenolepis diminuta	长0.7～0.8mm，宽3～4mm，宽大于长	袋状，边缘有凹陷，充满虫卵	孕节通常在肠道破裂，粪便中很少见到，以虫卵为诊断阶段

（殷国荣）

一、链状带绦虫 *Taenia solium*
（猪带绦虫、猪肉绦虫、有钩绦虫）

实验内容

1. 自学标本

镜下观察：虫卵、孕节、头节。

2. 示教标本

肉眼观察：成虫固定标本、猪囊尾蚴寄生病理标本、猪囊尾蚴剥离标本、囊虫病患者照片。

镜下观察：成熟节片（成节）。

3. 技术操作

囊尾蚴的剥离和压片检查、囊尾蚴孵化法。

【目的与要求】

（1）掌握链状带绦虫成虫头节、成节、孕节的形态结构。

（2）掌握带绦虫卵的形态特征。

（3）熟悉受染猪肉的囊尾蚴检查及剥离技术，认识猪肉中的囊尾蚴。

【自学标本】

1. 虫卵（egg）

采自猪带绦虫的孕节，5% 甲醛溶液固定保存，临时封片或封片标本。

猪带绦虫卵与牛带绦虫卵的形态相同，光镜下难以区别，统称为带绦虫卵。卵壳很薄且脆弱，多在排出宿主时已脱落，或仅见其破裂残余部分。所以，粪检时，外层的卵壳多已破裂，一般看到的是不完整虫卵（incomplete egg）（图 6-1），其中左边图片为蛔虫受精卵与不完整带绦虫卵的对比。

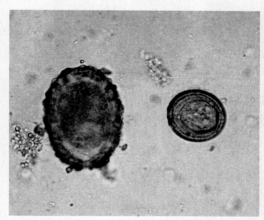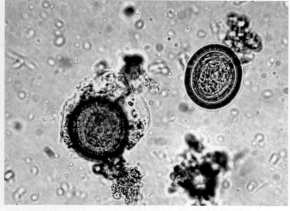

图 6-1　带绦虫卵

（1）形状：近似球形。

（2）大小：不完整带绦虫卵直径 30 ～ 40μm，完整带绦虫卵直径 50 ～ 60μm。

（3）颜色：棕黄色。

（4）卵壳和胚膜：不完整带绦虫卵外层为胚膜（embryophore），很厚，有放射状条纹。完整的带绦虫卵在胚膜外尚有一层薄而无色的卵壳，在卵壳和胚膜之间含有无色透明的液体，其内有卵黄细胞和卵黄颗粒。

（5）内含物：胚膜内含有 1 个淡黄色的球形六钩蚴（oncosphere），直径 14 ～ 20μm，可看到 3 对小钩（hooklet）。但有时由于虫卵固定时间较久或因观察的角度关系，有些虫卵仅可见 3 ～ 4 个小钩。

2. 孕节（gravid proglottid）

墨染玻片标本。孕节呈长方形，内部被树枝状分支的子宫占据。在制作标本时，将墨汁注入子宫内，故子宫的分支呈黑色。子宫干纵贯子宫中央，向两侧分出子宫侧支，子宫的分支应从干基部计数。孕节单侧分支数为 7 ～ 13 支，每 1 分支又分为多支，呈不规则的树枝状，子宫内约有 4 万个虫卵（图 6-2）。

3. 头节（scolex）

已孵化的猪囊尾蚴，卡红染色，封片标本，低倍镜观察（图 6-3）。

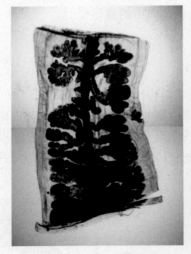

图 6-2　链状带绦虫孕节

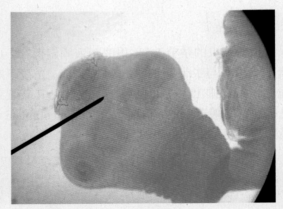

图 6-3　链状带绦虫头节

猪囊尾蚴经胆汁刺激后，翻出头节，头节近似圆球形。顶部有一向前突出的顶突，其上有 25 ～ 50 个黑色小钩，排列成内外两圈，内圈较大，外圈较小。头节上可见 4 个杯形吸盘。吸盘和顶突小钩为固着器官。

【示教标本】

1. 成虫固定标本

完整链状带绦虫成虫，10% 甲醛溶液浸泡，平皿或瓶装标本。

（1）虫体：扁平、呈带状，长 2～4m，分节，节片较薄，乳白色，半透明。

（2）头节：微小，近球形，直径 0.6～1.0mm。

（3）颈部（neck）：头节之后为颈部，与头节间无明显界限，纤细，直径仅为头节的 1/2，长 5～10mm。

（4）链体（strobila）：由 700～1000 个节片（proglottid）组成。幼节（immature proglottid）宽而短，成节（mature proglottid）近正方形，孕节长方形，可见子宫分支。

2. 猪囊尾蚴寄生病理标本

猪囊尾蚴（cysticercus cellulosae）寄生的多种器官（猪），10% 甲醛溶液浸制，瓶装标本。

肉眼观察可见寄生于皮下、肌肉、心脏、舌、脑、眼等组织和器官中的囊尾蚴，椭圆形，乳白色，囊内有一个白点，为向内翻卷的幼虫头节。

3. 猪囊尾蚴剥离标本

已剥离的猪囊尾蚴（图 6-4），10% 甲醛溶液浸泡，平皿装。

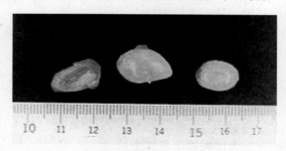

图 6-4　猪囊尾蚴

猪囊尾蚴呈圆形或椭圆形，乳白色，半透明，黄豆大小的囊状物 [（8～10）mm×5mm]。囊内充满透明液体，有一小米粒大小的白点，即为缩在囊内的幼虫头节，肉眼不能区分是猪囊尾蚴或牛囊尾蚴。

4. 囊虫病患者的照片

示囊虫病患者皮下囊虫结节好发部位：躯干和头部较多，四肢较少。

5. 成节封片标本

铁苏木素或卡红染色，玻片标本。低倍镜下观察（图 6-5）。

（1）雄性生殖器官中可见睾丸呈滤泡状，数目很多，分布于节片的两侧。每个睾丸发出一小管，集中为输出管，后接输精管。在管的后方有膨大的贮精囊，开口于侧缘之生殖腔。

（2）雌性生殖器官可见长管状的子宫，位

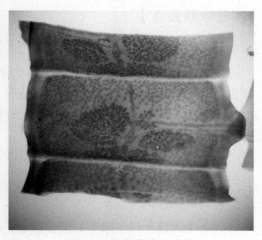

图 6-5　链状带绦虫成节

于节片中央，为一盲管。卵巢位于节片后 1/3 的中央，分 3 叶，两侧为 2 大叶，中间有 1 小叶，位于阴道与子宫之间。节片的下端中部有一堆深染的卵黄腺。阴道和输精管平行，一端与卵模相通，另一端开口于节片侧缘的生殖腔。生殖腔位于节片的左侧缘或右侧缘。

【技术操作】

1. 猪肉中囊尾蚴的剥离和压片检查

（1）材料：眼科镊、剪刀、载玻片、囊尾蚴寄生猪肉、甲酚皂溶液、消毒盆等。

（2）操作步骤

1）肉眼观察，找到猪肉中囊状的白色小泡，用剪刀和镊子剥离其纤维囊壁。

2）将囊尾蚴放在两个载玻片之间，囊尾蚴两边各放 1 条小滤纸，防止囊状物滑动并吸收囊液，用两手各持载玻片一端，突然加压将囊体挤破压扁。

3）在低倍镜下检查头节结构，见有小钩、吸盘等构造，即为囊尾蚴。

（3）注意事项

1）剥离时必须操作仔细，防止弄破囊壁。

2）检查完毕，用镊子将囊尾蚴推到盛有 2% ～ 3% 甲酚皂溶液的消毒盘内，并及时洗手和消毒器皿等，以免误食而感染。

2. 囊尾蚴孵化法

（1）材料：平皿、生理盐水、猪胆汁、恒温培养箱等。

（2）操作步骤

1）将剥去纤维膜的完整囊尾蚴置于平皿中。

2）加入生理盐水胆汁液（生理盐水和猪胆汁各半），以淹没囊尾蚴为宜。

3）置于 25 ～ 30℃温箱中 3 ～ 4h，放大镜或解剖镜观察，可见囊尾蚴的头节伸出，并可活动。

（3）注意事项：用后的器材要严格消毒。

【实验诊断要点】

1. 猪带绦虫病

（1）粪便直接涂片法检查虫卵检出率较低，可用集卵法检查，以提高检出率。猪带绦虫卵与牛带绦虫卵的形态相同，仅依据虫卵无法鉴别虫种。

（2）患者的粪便中常可发现孕节，可将孕节用生理盐水冲洗、泡软后，直接压片观察子宫分支数。

（3）对阳性者应嘱其注意保持良好的卫生习惯，并尽快治疗，以免自体内感染而致囊虫病。

2. 猪囊尾蚴病

（1）手术摘除皮下结节，活检确诊。眼囊尾蚴用眼底镜检查。

（2）脑囊尾蚴可用CT、磁共振等检查。脑及其他深部组织囊尾蚴应结合免疫学检测。

（3）囊尾蚴病常继发于猪带绦虫病，诊断时应同时做粪便检查，先驱绦，后灭囊。

【实验报告】

（1）绘制带绦虫卵（点线图或彩图）。

（2）绘制链状带绦虫头节彩图。

（3）绘制链状带绦虫孕节黑白图。

二、肥胖带绦虫 *Taenia saginata*
（牛带绦虫、牛肉绦虫、无钩绦虫）

实验内容

1. 自学标本

　　镜下观察：孕节、头节、牛囊尾蚴。

2. 示教标本

　　肉眼观察：成虫大体标本，牛囊尾蚴寄生牛肉标本。

　　镜下观察：成熟节片（成节）。

3. 技术操作

　　带绦虫孕节检查法。

【目的与要求】

（1）掌握肥胖带绦虫成虫链体、头节、成节及孕节的形态结构。

（2）掌握孕节检查法。

（3）熟悉牛囊尾蚴的形态特点。

【自学标本】

1. 孕节

墨染玻片标本（图6-6）。低倍镜、解剖镜或肉眼观察。

孕节呈长方形，内部是树枝状分支的子宫，子宫分支呈黑色，两侧子宫分支呈对称分布，从主干基部起每侧有15～30支，排列较整齐，每1分支末端多有分叉。

2. 头节

已孵化的牛囊尾蚴，卡红染色，玻片标本。

解剖镜或低倍镜观察。可见经胆汁孵化

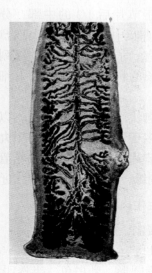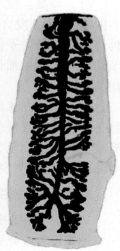

图 6-6　肥胖带绦虫孕节

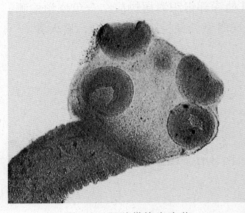

图 6-7　肥胖带绦虫头节

后，牛囊尾蚴翻出的头节，红色。头节略呈方形，直径 1.5 ～ 2.0mm，具有 4 个杯状吸盘，但无顶突及小钩，顶端微凹入（图 6-7）。

3. 牛囊尾蚴

剥离的牛囊尾蚴，玻片标本。

低倍镜观察。牛囊尾蚴（cysticercus bovis）呈卵圆形，大小为（7 ～ 10）mm×（4 ～ 6）mm，乳白色，略透明，囊壁 2 层，外为皮层，内为间质层。间质层有一处增厚，向囊腔凹入，是向内翻转的头节。头节上有 4 个吸盘，缺顶突及小钩。除此之外，还可见到许多颜色较暗的颗粒物——石灰小体（calcareous body）。

【示教标本】

1. 成虫大体标本

完整肥胖带绦虫成虫，10% 甲醛溶液浸泡，瓶装标本。

虫体扁平、带状，长 4 ～ 8m 或更长，分节，节片肥厚，乳白色，不透明。头节略呈方形，其后为短而细的颈部。颈部后接链体，由 1000 ～ 2000 个节片组成。链体构成同链状带绦虫。

2. 成节

卡红或铁苏木素染色，玻片标本（图 6-8）。

低倍镜或解剖镜观察。成节呈方形，内部器官主要为生殖器官。

（1）卵巢：位于节片后 1/3 的中部，分左右两叶。输卵管发自卵巢中部，与受精囊汇合后，再经卵模而通向子宫。子宫呈棒槌状，纵列于节片中央，为一细长的盲管，其末端可有细而短的分支。

（2）睾丸：滤泡状，散在于间质内，以两侧为多，睾丸数目多于猪带绦虫。每一睾丸均有输出管通出，至节片中央汇合成为输精管，弯曲地横行至节片侧缘，经阴茎袋而达生殖孔（genital pore）。

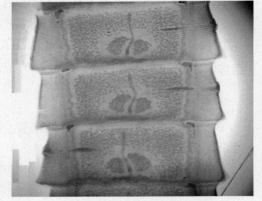

图 6-8　肥胖带绦虫成节

3. 牛囊尾蚴寄生牛肉标本

10% 甲醛溶液浸制，瓶装标本。

牛囊尾蚴多寄生于运动较多的股、肩、心、舌和颈部等肌肉内。牛囊尾蚴略小于猪囊尾蚴，呈圆形或椭圆形，乳白色，半透明，囊状。囊内充满透明液体，有一小米粒大小的白点，即为缩在囊内的幼虫头节，肉眼不能区分是猪带绦虫或牛带绦虫。

【技术操作】

带绦虫孕节检查法

（1）材料：镊子、3% 甲醛溶液、载玻片、注射器、碳素墨汁或卡红染液等。

（2）方法

1）当发现患者的粪便中有长方形、乳白色、大小为（7～19）mm×（6～11）mm 的节片时，用镊子取出置于盛有 3% 甲醛溶液的器皿中固定 24h。

2）将固定的绦虫孕节用清水漂洗净，用镊子置于滤纸上，吸去节片外的水分。

3）将孕节置于两载玻片之间，轻轻压平，对光肉眼观察孕节子宫的侧支数目，鉴定虫种。

4）用镊子夹住孕节，用注射器从一侧中部的生殖孔缓慢注入碳素墨汁或卡红染液，待子宫侧支显现后计数。

（3）注意事项

1）虫卵可能未完全死亡，仍具感染性。所用的器皿及可能被污染的桌面等必须消毒处理，以杀死虫卵。如有条件宜用浓度为 2%～3% 甲酚皂溶液消毒，以防污染环境。

2）操作者应戴一次性手套，以防感染。

【实验诊断要点】

（1）多数感染者均有排孕节史，即孕节经常从肛门逸出，这成为患者就诊的主要原因。

（2）孕节从肛门逸出时，节片内的虫卵因挤压等原因而黏附于肛周。因而，用透明胶带拭子法在肛周查虫卵的检出率较高。

（3）粪便检出虫卵的概率很小，这是由于节片肥厚，在宿主肠道不会破裂而排出虫卵。

【实验报告】

（1）绘制肥胖带绦虫头节彩图。

（2）绘制肥胖带绦虫孕节黑白图。

（3）列表比较肥胖带绦虫、链状带绦虫成虫的形态特征。

（战廷正）

三、细粒棘球绦虫 *Echinococcus granulosus*
（包生绦虫）

实验内容

1. 自学标本

镜下观察：棘球蚴囊壁切片、棘球蚴砂（原头蚴、生发囊和子囊）。

2. 示教标本

肉眼观察：成虫大体标本、棘球蚴病理标本。

镜下观察：虫卵、成虫玻片标本。

3. 技术操作

皮内试验、酶联免疫吸附试验。

【目的与要求】

（1）掌握棘球蚴囊壁的结构特点和囊内原头蚴的结构特征。

（2）熟悉细粒棘球绦虫成虫的形态特点。

（3）熟悉皮内试验、酶联免疫吸附试验。

【自学标本】

1. 棘球蚴囊壁切片

HE 染色封片标本。低倍镜观察（图 6-9）。

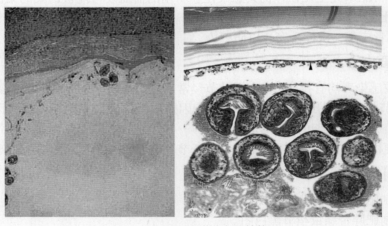

图 6-9　细粒棘球蚴囊壁结构

棘球蚴（echinococcus）囊壁分 2 层，外层较厚为角皮层，无细胞结构，呈多层样结构，被染成粉红色；内层很薄为生发层（germinal layer），亦称胚层（germ layer），有细胞结构，大小不等，其中呈紫红色不规则的团块是正在发育的原头蚴（protoscolex），呈紫蓝色的为钙颗粒。

2. 棘球蚴砂（hydatid sand）

取自棘球蚴液中的沉淀物，卡红染色，封片标本。低倍镜观察。

在玻片上可看到从胚层（生发层）掉落下来单个或成团的原头蚴、生发囊（brood capsule）及子囊（daughter cyst）。

（1）原头蚴：原头蚴为椭圆形或类圆形，大小为 170μm×122μm，深红色，绝大多数原头蚴的顶突内陷（有的头节翻出），其内可见 4 个吸盘（有的吸盘重叠，可见 2 个）

及顶突和两圈黑色的小钩（图6-10）。

（2）生发囊：生发囊呈圆形或不规则形，是具有一层生发层囊壁的小囊，无角皮层，从小囊壁上可生出许多原头蚴（数量不等）。

（3）子囊：与母囊结构相似，观察示教的棘球蚴病理标本即可。

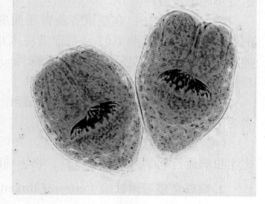

图6-10 细粒棘球绦虫原头蚴

【示教标本】

1. 成虫大体标本

采自细粒棘球绦虫感染的犬，10%甲醛溶液浸泡，瓶装标本。

虫体很小，仅2～7mm，形似芝麻粒，乳白色。

2. 棘球蚴病理标本

寄生于牛或羊肝脏内的棘球蚴，10%甲醛溶液浸泡，瓶装标本。

圆形囊状物，切开后囊壁为3层，外层有宿主组织包绕，中间为角皮层，厚1～2mm，乳白色粉皮状，内有白色透明的胚层（生发层），很薄，上面有大小不等的颗粒物为生发囊（育囊）。囊内充满白色的液体为囊液，其内有小颗粒状的生发囊，有与母囊结构相似的子囊。

3. 细粒棘球绦虫卵

采自细粒棘球绦虫感染犬的粪便，5%甲醛溶液保存，临时封片或封片标本。

细粒棘球绦虫卵与带绦虫卵相似，在光镜下难以区分。

4. 成虫玻片标本

卡红染色，低倍镜观察（图6-11）。

（1）虫体：分3～4节，其头节、幼节、成节和孕节各1节。

（2）头节：呈梨形，有4个吸盘和1个顶突，顶突上有28～48个小钩，排成放射状的两圈。

（3）成节：呈长方形，其内部的卵巢呈叶片状，睾丸呈圆球形，平均分布于节片中部的前后方，子宫呈棒状。

（4）孕节：子宫向两侧形成侧囊，呈袋状，其内充满虫卵。生殖孔通常位于成节和孕节的一侧中部或近中部。

【技术操作】

1. 皮内试验

（1）原理：皮内试验（intradermal test，IDT）是利

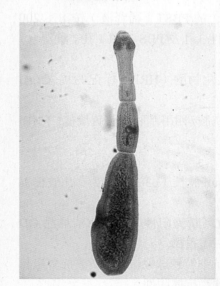

图6-11 细粒棘球绦虫成虫

用速发型超敏反应的原理，将特异抗原液注入皮内，观测宿主的皮丘及红晕反应，判断有无某种寄生虫的特异抗体存在，以诊断受试者是否感染某种寄生虫。但有时也可出现迟发型超敏反应。

（2）操作方法：在受试者前臂屈面皮肤上做局部消毒，待乙醇完全挥发后，用 1ml 的结核菌素注射器将 0.03ml 抗原液注入皮内，皮丘直径约 0.5cm。针头拔出后用干棉球擦净注射部位。在同臂相距 6cm 处或另一臂相同位置同时注入 0.03ml 1：8000 硫柳汞生理盐水作对照。

（3）结果判定：15min 后测量皮丘直径，直径增至 0.8cm 以上者为阳性反应，小于 0.8cm 者为阴性反应。

（4）意义：皮内试验操作简便，并可即时观察结果，适宜于现场应用。可用于多种寄生虫病流行病学调查初筛试验、临床辅助诊断及考核预防效果。

2. 酶联免疫吸附试验（enzyme linked immunosorbent assay，ELISA）

（1）抗原：囊液粗抗原、纯化抗原、特异性抗原。

1）囊液粗抗原：完整的棘球蚴组织表面清洗干净消毒后，无菌抽取囊液（宜使用无化脓和无钙化的可育囊）。将囊液经 5000r/min 离心 20min，上清液冻存备用。

2）纯化抗原：可用磷钨酸、氯化镁沉淀法对棘球蚴囊液抗原进行部分纯化。取 20ml 离心后的囊液上清液，加入 2mol/L $MgCl_2$ 和 4% 磷钨酸（用 NaOH 调节 pH 至 7.5～7.6）各 1.2ml；室温搅拌 5min，5000r/min 离心 30min；将沉淀用 0.02mol/L pH 7.2 磷酸盐缓冲液（PBS）溶解；4℃透析 24 小时，测定蛋白浓度，−20℃冻存。

（2）操作方法

1）抗原包被：用 0.05mol/L，pH 9.6 碳酸缓冲液稀释抗原至工作浓度，每孔加入 100μl，置湿盒 4℃过夜。次日，倾去抗原，用含 0.05% 吐温 -20 的磷酸盐缓冲液（0.02mol/L，pH 7.4 PBST）洗涤 3 次，每次 3min，拍干。

2）加待检血清：血清用含 3%BSA（牛血清白蛋白）的 PBST（稀释液）按 1：200 稀释，每孔加入 100μl，每板应设参考阳性 1 孔，参考阴性 3 孔及 PBS 对照 1 孔。置湿盒，37℃，1h，取出，倾去稀释血清，洗涤 3 次。

3）加酶标记第二抗体：加入工作浓度的辣根过氧化物酶（HRP）标记的抗人 IgG 100μl，37℃，1 h，倾去第二抗体，洗涤 3 次。

4）加底物显色：加邻苯二胺（OPD，橙红色）或四甲基胺 / 四甲基联苯胺硫酸盐（TMB/TMBS，蓝色）底物溶液 100μl，37℃，反应时间 30min。

5）加终止液：2mol/L H_2SO_4 50μl，混匀，终止反应。

6）测定吸光度：以空白对照调零，用酶标仪于 450nm 波长（630nm 作为参比波长）读取吸光度 OD 值。

（3）结果判断：待测血清样品 OD 值≥阳性临界值判断为阳性，待测血清样品 OD 值＜阳性临界值判断为阴性。参考阳性不显色判为失效，需重做。

本检测结果不能区分囊型或泡型包虫病，阳性表示抗细粒棘球蚴抗体和 / 或抗多房棘球蚴抗体阳性，阴性表示抗细粒棘球蚴抗体和抗多房棘球蚴抗体阴性。

【实验诊断要点】

（1）对疑似患者严禁做穿刺检查，以免引起超敏反应和继发感染，导致严重后果。

（2）确诊应以手术摘除的棘球蚴或从痰、尿、腹水或胸腔积液中检出棘球蚴砂为依据。

（3）免疫学诊断应首选皮内试验或 ELISA。

（4）B 超、X 线和 CT 检查有助于诊断。

【实验报告】

（1）绘制棘球蚴囊壁的切片结构点线图。

（2）绘制棘球蚴砂中的原头蚴结构彩图。

四、多房棘球绦虫 *Echinococcus multilocularis*
（泡状棘球绦虫）

实验内容

1. 自学标本

镜下观察：泡状棘球蚴标本。

2. 示教标本

肉眼观察：成虫大体标本。

镜下观察：成虫玻片标本。

【目的与要求】

（1）熟悉多房棘球绦虫泡状棘球蚴的形态特征。

（2）了解多房棘球绦虫成虫的基本形态，以便与其他绦虫区别。

【自学标本】

泡状棘球蚴标本

HE 染色，低倍镜观察（图 6-12）。

泡状棘球蚴（alveolar hydatid）无完整结构，为多发外生性的囊，以出芽的方式向周围组织增殖出许多小囊，呈淡黄色或灰白色的囊泡状团块，由无数小的囊泡聚集而成，囊泡为圆形或椭圆形，囊泡切开后，可见两层囊壁，外层的角皮层很薄，无细胞结构，常不完整。内层为胚层，囊泡内含胶状物和原头蚴（人体感染无原头蚴）。

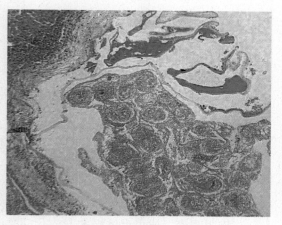

图 6-12　泡状棘球蚴囊壁及子囊结构（100×）

【示教标本】

1. 成虫大体标本

10% 甲醛溶液浸泡，瓶装标本。虫体纤细，体长 1.2 ～ 3.7mm，乳白色。

2. 成虫玻片标本

卡红染色。虫体纤细，体长 1.2 ～ 3.7mm，头节、顶突、小钩和吸盘等都相应偏小，常有 4 ～ 5 个节片，倒数第 3 节为成节，头节有 4 个吸盘，顶突上有 13 ～ 34 个小钩。成节生殖孔位于节片中线偏前，睾丸数较少，为 26 ～ 36 个，大都分布在生殖孔后方。成节中子宫呈袋形或球形，孕节子宫为简单的囊状，几乎占满全节片，内含虫卵。

【实验诊断要点】

（1）询问病史，了解患者是否来自流行区，有无与犬或牛羊皮毛接触史，对诊断有一定的参考意义。体检发现肝脏肿块且有结节感时更应高度警惕。

（2）影像学检查，如 X 线、B 超、CT、MRI 等都有助于泡状棘球蚴病的诊断。

（3）由于泡状棘球蚴周围缺少纤维组织被膜，虫体抗原很容易进入血液，因此血清学检测效果尤佳。多房棘球绦虫与细粒棘球绦虫存在共同抗原，常采用人或羊棘球蚴液抗原进行斑点免疫结合试验诊断泡状棘球蚴病，在抗体滴度（1 ：6400）～（1 ：4000）时，阳性率可达 100%。但与其他绦虫病患者的血清有较明显的交叉反应，为进行血清学鉴别诊断，可试用泡状棘球蚴纯化抗原，如 Em2 进行 ELISA 或 IFA 检测，其阳性符合率可达 95%。

（4）诊断时应注意与肝癌、肝硬化、肝脓肿、黄疸性肝炎、肝海绵状血管瘤、肺癌及脑肿瘤等鉴别。

【实验报告】

绘制多房棘球绦虫的泡状棘球蚴点线图。

（申金雁）

五、微小膜壳绦虫 *Hymenolepis nana*
（短膜壳绦虫）

实验内容

1. 自学标本

镜下观察：虫卵。

2. 示教标本

肉眼观察：成虫大体标本。

镜下观察：头节和链体。

【目的与要求】

（1）掌握微小膜壳绦虫卵的形态特征。

（2）熟悉微小膜壳绦虫成虫的形态特点，以便与其他绦虫区别。

【自学标本】

虫卵

5% 甲醛溶液固定，临时封片。低倍镜观察（采用稍暗的光线）虫卵的形状、大小、颜色；高倍镜下观察卵壳和卵的内含物及其他特征（图 6-13）。

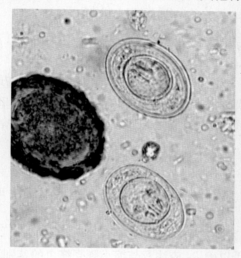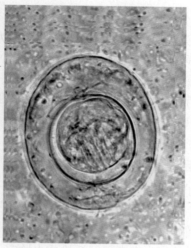

图 6-13 微小膜壳绦虫卵

（1）形状：圆形或椭圆形。

（2）大小：（48～60）μm×（36～48）μm。

（3）颜色：浅灰黄色。

（4）卵壳与胚膜：卵壳很薄，为轮廓清晰的一个圈，卵壳和胚膜之间无色透明。胚膜较厚、浅棕黄色，胚膜两端略凸起，并由该处各发出 4～8 根丝状物，称极丝，弯曲延伸在卵壳和胚膜之间。

（5）内含物：胚膜内含有 1 个浅棕黄色的六钩蚴。

【示教标本】

1. 成虫大体标本

10% 甲醛溶液浸泡，瓶装标本。虫体纤细，乳白色，长 1～3cm，宽 0.5～1.0mm，链体由 100～200 节片组成，多者达 1000 节，节片的特点为短而宽。

2. 头节和链体

卡红染色，玻片标本（图 6-14）。

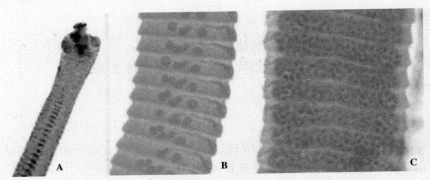

图 6-14　微小膜壳绦虫头节及幼节（A）、成节（B）和孕节（C）

（1）头节：头节细小，球形，直径为 0.13 ～ 0.4mm。头节上有 4 个吸盘，中央有 1 个顶突，可伸缩，顶突上有 20 ～ 30 个小钩，排成一圈（高倍镜观察）。

（2）链体：所有节片（幼节、成节、孕节）均宽大于长，并由前向后逐渐增大。生殖孔位于节片的同一侧。成节中有 3 个椭圆形的睾丸，横列成一直线。卵巢 1 个，呈叶片状，位于节片中央，其后方有球形卵黄腺。孕节的子宫呈袋状，其内充满虫卵并占据整个节片。

【实验诊断要点】

（1）以粪检发现虫卵为确诊依据。采用自然沉淀法或饱和盐水浮聚法可提高检出率。

（2）偶可在粪便中发现成虫或孕节，亦可确诊。

（3）异位寄生虫者可经活检成虫鉴定予以确诊，应注意与缩小膜壳绦虫的鉴别（表6-3）。

表 6-3　微小膜壳绦虫与缩小膜壳绦虫的鉴别

鉴别点	微小膜壳绦虫	缩小膜壳绦虫
虫体大小	（5 ～ 80）mm×（0.5 ～ 1.0）mm	（200 ～ 600）mm×（3.5 ～ 4.0）mm
头节	顶突可伸缩，有小钩	顶突不能伸缩，无小钩
链体	100 ～ 200 个节片	800 ～ 1000 个节片
孕节	子宫袋状	子宫瓣状
虫卵	圆形或近圆形，大小为（48 ～ 60）μm×（36 ～ 48）μm，卵壳薄，卵壳与胚膜之间有丝状物	椭圆形，大小为（60 ～ 79）μm×（72 ～ 86）μm，卵壳较厚，卵壳与胚膜之间无丝状物

【实验报告】

绘制微小膜壳绦虫卵图（黑白点线图或彩图）。

（靳　静）

六、曼氏迭宫绦虫 *Spirometra mansoni*
（孟氏裂头绦虫）

实验内容

1. 自学标本
　　肉眼观察：成虫大体标本或玻片标本。
　　镜下观察：虫卵、裂头蚴。
2. 示教标本
　　肉眼观察：中间宿主——剑水蚤。
　　镜下观察：原尾蚴。
3. 技术操作
　　蛙肉内裂头蚴检查法。

【目的与要求】

　　（1）掌握裂头蚴的形态结构。
　　（2）熟悉蛙肉内裂头蚴检查方法。
　　（3）了解曼氏迭宫绦虫生活史各期形态和中间宿主特征。

【自学标本】

1. 成虫大体标本或玻片标本

　　取自曼氏迭宫绦虫感染犬、猫驱虫后的粪便，10% 甲醛溶液浸泡标本，或卡红染色玻片标本。肉眼观察（图 6-15）。

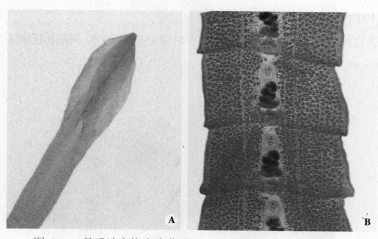

图 6-15　曼氏迭宫绦虫头节（A）和孕节（B）（卡红染色）

　　（1）虫体长 60 ～ 100cm，宽 0.5 ～ 0.6cm。
　　（2）头节细小，呈指状，其背腹面各有 1 条纵行的吸槽。颈部细长。
　　（3）链体有节片约 1000 个，节片一般宽大于长，但远端的节片长宽几近相等。

（4）成节与孕节结构近似，每节内均含有发育成熟的雌、雄生殖器官各一套。成节子宫螺旋状盘曲，紧密重叠，基部宽而顶端窄小，略呈发髻状；睾丸呈小泡形，散布于节片中部实质中；卵巢分两叶，位于节片后部。

2. 虫卵

取自曼氏迭宫绦虫感染犬、猫驱虫后的粪便，5% 甲醛溶液固定，封片标本。镜下观察（图 6-16）。

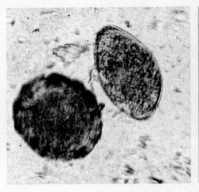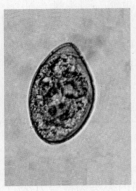

图 6-16 曼氏迭宫绦虫卵

（1）形状：橄榄形，两端稍尖。

（2）大小：（52～76）μm×（31～44）μm。

（3）颜色：浅灰褐色。

（4）卵壳：较薄，一端有卵盖。

（5）内含物：内含 1 个卵细胞和多个卵黄细胞。

3. 裂头蚴（sparganum）

采自曼氏迭宫绦虫感染蛙类，自然色或卡红染色玻片标本。镜下观察（图 6-17A）。

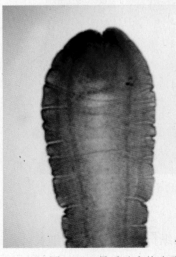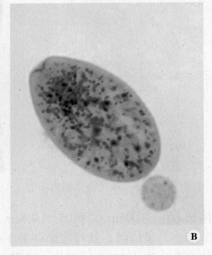

图 6-17 曼氏迭宫绦虫裂头蚴头部（A）和原尾蚴（B）

虫体呈长带状，长 30 ～ 300mm，多数为 40 ～ 60mm，宽约 0.7mm，活虫呈乳白色，头端膨大，中央有一明显凹陷，与成虫头节相似，体表横纹多，但不分节，后端多呈钝圆形，该蚴蠕动活跃，呈伸缩运动。

【示教标本】

1. 原尾蚴（procercoid）

HE 染色，玻片标本，镜下观察（图 6-17B）。

虫体呈长椭圆形，260μm×（44 ～ 100）μm，前端略凹，后端有大小约 50μm×40μm 的小尾球，内有 6 个小钩。原尾蚴的体表被膜分为 2 层：外层为具有小刺的角质膜，内层为基膜，其下附有皮下细胞。内部为疏松组织，充满富含颗粒物的液体，并散在有折光性很强的石灰小体。

2. 剑水蚤（*Cyclops*）

伊红染色，玻片标本，肉眼观察。虫体细小，长仅 1 ～ 3mm，头胸部呈卵圆形，占虫体的大部分。第一触角大。腹部细长，呈圆柱形，尾叉各有一簇尾毛（图 6-18）。

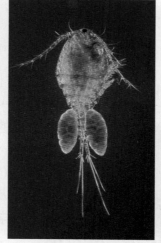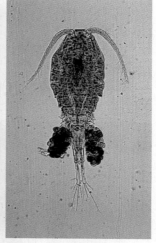

图 6-18　剑水蚤（伊红染色）

【技术操作】

蛙肉内裂头蚴检查法

（1）材料：阳性蛙、蜡盘、小锥、镊子、剪刀、消毒剂等。

（2）方法：用小锥从颈椎孔穿入处死青蛙，使青蛙腹部向上，四肢伸展，固定在蜡盘上。从腹部剪开皮肤，把全身皮肤剥去，在肌肉束之间寻找裂头蚴。肉眼观察其形态、颜色和活动力。

（3）注意事项：裂头蚴具有感染性，操作过程中要防止污染环境和操作者，用过的器材及感染蛙肉应消毒处理，以免污染环境和引起感染。

【实验报告】

绘制曼氏迭宫绦虫卵点线图（黑铅笔）或彩图。

（王中全）

第7单元 棘 头 虫
Acanthocephala

猪巨吻棘头虫 *Macracanthorhynchus hirudinaceus*

实验内容

1. 自学标本

镜下观察：虫卵。

2. 示教标本

肉眼观察：成虫大体标本。

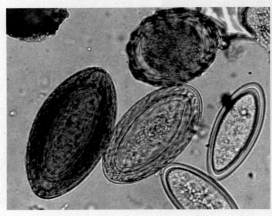

图7-1　猪巨吻棘头虫卵

层胚膜。卵内含有1个棘头蚴（acanthor）。

【示教标本】

成虫大体标本

取自猪的肠腔，10%甲醛溶液固定。虫体淡红色，体表具环状横皱纹，分吻突（proboscis）、颈部和躯干3部分。吻突位于虫体前端，吻突上有5～6排吻钩（rostellar hook）（图7-2）。

【实验报告】

绘制猪巨吻棘头虫卵点线图（黑铅笔）或彩图。

【目的与要求】

（1）掌握猪巨吻棘头虫卵的形态结构。

（2）了解成虫的形态结构，加深对其致病作用的理解。

【自学标本】

虫卵

取自感染猪的粪便，5%甲醛溶液固定，玻片标本（图7-1）。

虫卵呈椭圆形，深褐色，大小为（67～110）μm×（40～65）μm，有3层卵壳及1

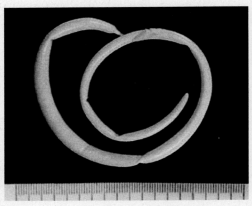

图7-2　猪巨吻棘头虫成虫

（苏菊香）

第3篇 医学原虫
Medical Protozoa

第8单元 阿米巴
Amoeba

各种阿米巴滋养体和包囊的模式图见图 8-1。

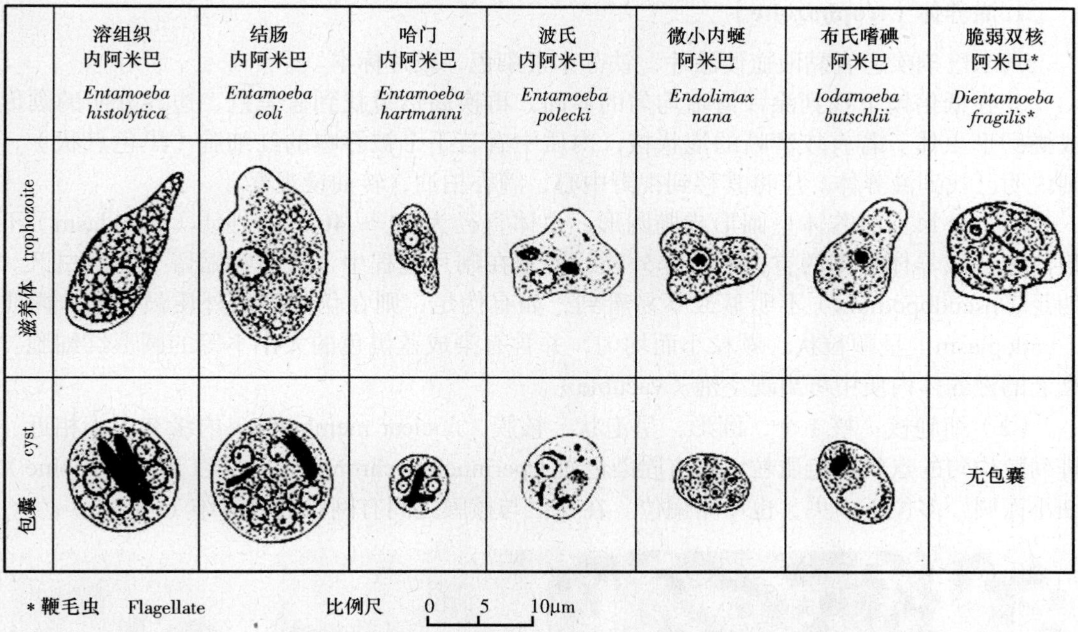

	溶组织 内阿米巴 *Entamoeba histolytica*	结肠 内阿米巴 *Entamoeba coli*	哈门 内阿米巴 *Entamoeba hartmanni*	波氏 内阿米巴 *Entamoeba polecki*	微小内蜒 阿米巴 *Endolimax nana*	布氏嗜碘 阿米巴 *Iodamoeba butschlii*	脆弱双核 阿米巴* *Dientamoeba fragilis**
滋养体 trophozoite							
包囊 cyst							无包囊

* 鞭毛虫　Flagellate　　　　比例尺　0　5　10μm

图 8-1　消化道阿米巴的形态特征

一、溶组织内阿米巴 *Entamoeba histolytica*

实验内容

1. 自学标本

　　镜下观察：滋养体、包囊。

2. 示教标本

　　镜下观察：阿米巴痢疾肠病理标本、阿米巴肝脓肿病理标本、活滋养体、包囊碘液染色标本。

3. 技术操作

碘液涂片法检查包囊。

4. 示教技术操作

培养法检查滋养体。

【目的与要求】

（1）掌握溶组织内阿米巴滋养体和包囊的形态结构。

（2）熟悉溶组织内阿米巴滋养体的活动形式及标本的保存方法。

（3）掌握碘液染色方法，了解溶组织内阿米巴培养方法。

【自学标本】

1. 滋养体（trophozoite）

阿米巴痢疾患者黏液血便涂片，铁苏木素染色，玻片标本。

先在低倍镜下找到涂片清晰均匀的界面，再换高倍镜找到蓝黑色、边界分明的圆形或椭圆形虫体。若有较清晰的泡状核，内质中有若干个被吞噬的红细胞（黑色点状），则说明已找到滋养体。应将其移到视野中心，滴香柏油，转油镜观察。

（1）外形：滋养体呈圆形或椭圆形，虫体直径为 $20 \sim 40\mu m$。外质（ectoplasm）不很清晰，滋养体外围的空白圈并非外质，而是在制片过程中，虫体收缩留下的空白区。伪足（pseudopodium）不明显或不易看到，如有伪足，则在伪足处的外质最明显；内质（endoplasm）呈颗粒状，颗粒小而均匀，并含有染成蓝黑色的大小不等的圆形红细胞。衰老的滋养体内质中可出现空泡（vacuole）。

（2）细胞核：核1个，圆形，呈泡状，核膜（nuclear membrane）内缘有大小相近、排列较均匀的点状染色质粒，称核周染色质（perinuclear chromatin）；核仁（karyosome）细小而圆，多位于中央，也可略偏位。在核仁与核膜之间有网状的核纤维（图8-2）。

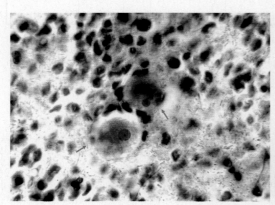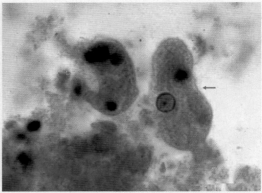

图 8-2　溶组织内阿米巴滋养体（铁苏木素染色）

2. 包囊（cyst）

采自慢性感染者或带虫者的成形粪便涂片，铁苏木素染色，玻片标本。

先找到包囊（方法同滋养体），再转到油镜观察。观察时应注意包囊为1个立体结构，细胞核、拟染色体（chromatoid body）、糖原泡（glycogen vacuole）可能在不同的焦距下出现（图8-3）。

（1）形态及颜色：包囊为圆球形，直径10～20μm；包囊经染色后呈蓝灰色，囊壁

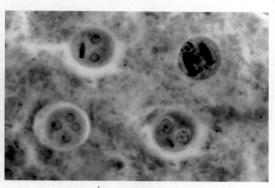

图8-3 溶组织内阿米巴包囊

透明不着色。包囊外围的空白圈不是外质，而是在制片过程中，虫体收缩留下的空白区。

（2）细胞核：囊内可见1个、2个或4个泡状核。单核包囊的核较大而结构清晰，与滋养体的核相似。四核包囊的核较小，有的只能见到核的轮廓。有的包囊核膜内侧的染色质粒分布不匀，集中到一侧，呈新月形。

（3）囊内容物：单核和双核包囊内可见到（一般为1～3个）染成黑色的棒状或圆形的拟染色体及空泡状的糖原泡。四核的成熟包囊，拟染色体和糖原泡一般消失。

【示教标本】

1. 阿米巴痢疾结肠病理标本

10%甲醛溶液浸制，瓶装标本。滋养体侵入肠黏膜下层繁殖，破坏肠黏膜，形成口小底大的烧瓶样溃疡，溃疡底部向四周扩展，使相邻溃疡底部互通形成隧道。肠黏膜上可见多个开口小的溃疡面，偶见黏膜破絮状大片坏死。

2. 阿米巴肝脓肿病理标本

10%甲醛溶液浸制，瓶装标本。滋养体随血流经门静脉进入肝脏，引起肝组织坏死、液化，形成脓肿。脓肿常为单个。

3. 活滋养体

取自体外培养的标本。因虫体较透明，故视野光线不宜太强。观察要及时、注意保温（可把标本放在保温台上观察）。主要观察滋养体的结构及运动形式。

（1）结构特点：培养液中的阿米巴滋养体较透明。常见外质伸出叶状或舌状伪足，内质流入伪足，虫体形态随之而变，即为阿米巴运动。内质中常见有吞噬的培养基中的物质（勿认为是红细胞或细胞核）。在活体中细胞核不易见到。

（2）运动特点：虫体运动活泼，呈定向运动（与伪足伸出的方向一致）。

4. 包囊碘液染色标本

采自慢性感染者或带囊者的粪便，碘液涂片，高倍镜观察（可不用油镜）包囊的结构特点（图8-4）。

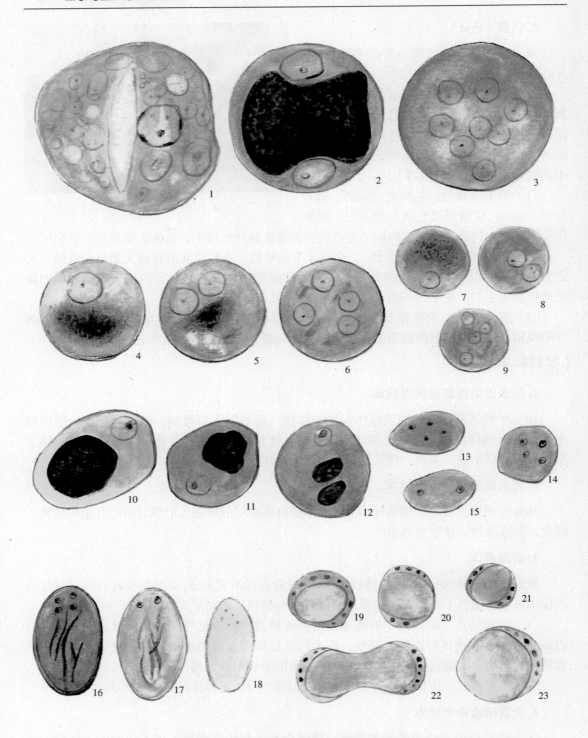

图 8-4 人粪便中常见原虫形态（碘液染色）

1～3.结肠内阿米巴（1.滋养体，2、3.包囊）；4～6.溶组织内阿米巴包囊；7～9.哈门内阿米巴包囊；10～12.布氏嗜
碘阿米巴；13～15.微小内蜒阿米巴；16～18.蓝氏贾第鞭毛虫包囊；19～23.人芽囊原虫

（1）外形和颜色：呈圆球状，黄色，囊壁较厚、略透明（发亮）。

（2）细胞核结构：核 1 个、2 个或 4 个，呈小亮圈。核内有一亮点状核仁。

（3）囊内容物：在未成熟包囊中糖原泡被染成棕色，拟染色体呈透明的棒状或点状。

注意包囊与人酵母菌及脂肪滴的鉴别，人酵母菌形状大小不等，内有较大的空泡；脂肪滴的反光性强，不着色，内无任何结构。

【技术操作】

碘液涂片法检查包囊

（1）材料：载玻片、盖玻片、1.5% 碘液、竹签、吸水纸等。

（2）碘液配方：碘化钾 4g、碘 2g、蒸馏水 100ml。先将碘化钾完全溶于部分蒸馏水中，再加碘和剩余蒸馏水，完全溶解后，储存于棕色瓶中备用。

（3）操作方法：于载玻片中央滴 1 小滴碘液，用竹签挑取火柴头大小的粪便，在碘液中均匀涂开，厚度以透过涂片约可看清书上的字迹为宜。然后盖上盖玻片，用吸水纸吸去多余溢出的液体。用高倍镜寻找包囊（光线应适当加强），观察结果同前。

（4）注意事项：粪便和碘液量要适当，否则影响观察效果。碘液染色也可与直接涂片法结合进行，即在直接涂片检查包囊的基础上，从盖玻片的一侧用吸管加碘液 1 滴，碘液自动渗入涂片中，临床常用此法。

【示教技术操作】

培养法检查滋养体

当受检者临床表现和体征疑为阿米巴病，而直接的病原检查为阴性时，可采用体外培养法检查滋养体，进一步确诊，以及时针对病因进行治疗。

常用培养基有营养琼脂双相培养基、洛氏（Locke）液鸡蛋血清培养基、鸡蛋斜面培养基、血清斜面培养基。

以下介绍简单的血清斜面培养基。

（1）材料：无菌血清（人、马、猪、牛等血清均可）、消毒米粉、培养管（10ml 玻璃试管）、接种棒、吸管、温箱、烤箱、载玻片、盖玻片、盖液、竹签等。

（2）培养基配制：培养基由固相和液相两部分组成。

固相部分（血清斜面）：将无菌的血清 4ml 分装到培养管，放入烤箱内（使试管倾斜），加热到 90℃，1h 后即制成斜面。

液相部分（盖液）：蛋白胨 1g、氯化钠 0.5g、蒸馏水 100ml，121℃灭菌 20min，待用。

（3）操作方法：接种前，取出血清斜面培养管，每管加盖液 4 ～ 5ml，再加少许消毒米粉和青霉素、链霉素各 1000U/ml。

用竹签挑取被检者黏液血便少许（约 1g），接种到培养管里与液相部分混匀，置 37℃温箱中培养，分别于 24h、48h、72h 取沉淀镜检，观察阿米巴滋养体生长情况。

（4）结果观察：若粪便内含溶组织内阿米巴滋养体，经培养后，取沉渣镜检可见有伪足运动的活滋养体。

（5）注意事项：制作血清斜面的血清必须无菌；加热若超过 90℃，血清会被烤焦，不能使用。

【实验诊断要点】

（1）痢疾患者的脓血便查获滋养体，慢性感染者和带虫者的成形粪便查获包囊，可确诊。

（2）滋养体应及时检查并注意保温，检查包囊一般采用碘液染色法，对不能确诊者，应以铁苏木素染色鉴别。

（3）血清抗体检测可作为肠外阿米巴病的辅助诊断。

【实验报告】

（1）绘制溶组织内阿米巴滋养体黑白图（铁苏木素染色标本）。

（2）绘制溶组织内阿米巴包囊黑白图（铁苏木素染色标本）。

二、消化道其他阿米巴 Other amoebae in digestive tract

（结肠内阿米巴 *Entamoeba coli*、布氏嗜碘阿米巴 *Iodamoeba butschlii*、微小内蜒阿米巴 *Endolimax nana*）

实验内容

1. 自学标本

镜下观察：结肠内阿米巴包囊碘液染色涂片。

2. 示教标本

镜下观察：结肠内阿米巴滋养体、包囊，布氏嗜碘阿米巴滋养体、包囊，微小内蜒阿米巴滋养体、包囊。

【目的与要求】

（1）熟悉结肠内阿米巴、布氏嗜碘阿米巴、微小内蜒阿米巴的结构特征。

（2）熟悉人体肠道内的非致病阿米巴。

【自学标本】

结肠内阿米巴包囊碘液染色涂片（图 8-4）

先用粪便直接涂片，在低倍镜下找到较透明的圆球状包囊，这时内部结构不清楚。在涂片上加碘液 1 滴，盖上盖玻片，转高倍镜观察（不用油镜）。

（1）外形和颜色：同溶组织内阿米巴包囊，但较大，直径 10～35μm；呈圆球形，棕黄色，囊壁和核膜不着色。

（2）细胞核：较清楚，核 4 或 8 个，成熟包囊为 8 个核，偶有超过 8 个者。

（3）囊内容物：未成熟包囊内糖原泡较大，染成棕褐色；拟染色体呈草束状或碎片状，不着色，边缘不整齐。

【示教标本】

1. 结肠内阿米巴滋养体

粪便涂片，铁苏木素染色（图 8-5）。

（1）外形：形状同溶组织内阿米巴滋养体，但略大，直径为 20 ～ 50μm。

（2）细胞质：外质不分明，内质中食物泡（food vacuole）内含有被吞噬的细菌、淀粉粒（starch granule）等，不含红细胞。

（3）细胞核：较溶组织内阿米巴大，核仁粗大，多偏位；核周染色质粒大小不一，排列不整齐。

2. 结肠内阿米巴包囊

粪便涂片，铁苏木素染色（图 8-6）。

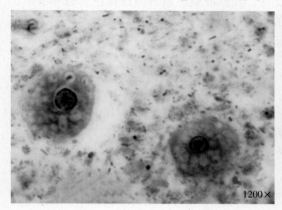
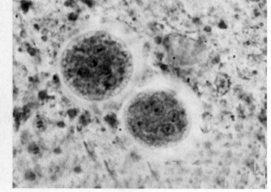

图 8-5　结肠内阿米巴滋养体　　　　　　　图 8-6　结肠内阿米巴包囊

（1）外形与颜色：球状或类圆形，蓝黑色；略大于溶组织内阿米巴包囊。

（2）细胞质：拟染色体偶见，常不清晰，似碎片状或草束状，两端尖细不整。

（3）细胞核：1 个、2 个、4 个或 8 个核，8 个核者常见，核的结构与滋养体核相同。

3. 布氏嗜碘阿米巴滋养体

粪便涂片，铁苏木素染色（图 8-7）。

（1）外形：直径 6 ～ 25μm，伪足较宽大。

（2）细胞质：食物泡内含有细菌和有机质碎屑物，不吞噬红细胞。

（3）细胞核：核膜染色浅，核周染色质粒较小；核仁粗大，约占核直径的 1/2，周围有一层颗粒状结构，中心位或稍偏位。

4. 布氏嗜碘阿米巴包囊

粪便涂片，碘液染色（图 8-4）或铁苏木素染色（图 8-7）。

（1）外形和颜色：较溶组织内阿米巴包囊略小，呈椭圆形、梨形或不规则椭圆形，碘液染色呈黄色。

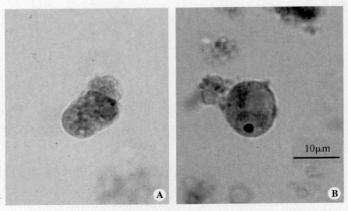

图 8-7　布氏嗜碘阿米巴滋养体（A）和包囊（B）

（2）细胞质：无拟染色体；糖原泡 1～2 块，经碘液染色后多呈红棕色，边界清晰，成熟包囊糖原泡不消失。此特点为鉴定本虫的重要依据。

（3）细胞核：1 个，被挤于一侧；核仁呈亮点状，核内染色质粒聚于一侧呈新月状。

5. 微小内蜒阿米巴滋养体

粪便涂片，铁苏木素染色标本（图 8-8）。

（1）外形：大小平均为 10μm。

（2）细胞质：内质的食物泡内含有细菌和有机质碎屑物，无拟染色体。

（3）细胞核：核型特殊，核仁大而形状不规则，占核直径的 1/3～1/2；无核周染色质粒。

6. 微小内蜒阿米巴包囊

粪便涂片，铁苏木素染色（图 8-8）或碘液染色标本（图 8-4）。

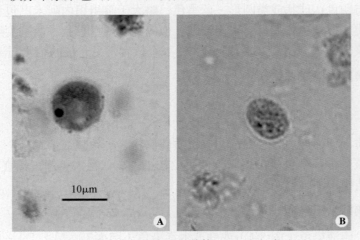

图 8-8　微小内蜒阿米巴滋养体（A）和包囊（B）

（1）外形和颜色：近圆形，较溶组织内阿米巴包囊略小，平均 9μm，碘液染色呈黄色。

（2）细胞质：偶见形状不一的棕色糖原泡，偶有小而弯曲的拟染色体，或缺拟染色体。

（3）细胞核：核 1～4 个，4 核包囊为成熟包囊，4 个核常集中在包囊的一端；核仁大而清晰。

【实验报告】

（1）绘制结肠内阿米巴滋养体黑白图（铁苏木素染色标本）。

（2）绘制结肠内阿米巴包囊彩图（碘液染色标本）。

（何深一）

第9单元 鞭毛虫
Flagellate

一、杜氏利什曼原虫 *Leishmania donovani*

实验内容

1. 自学标本

镜下观察：杜氏利什曼原虫无鞭毛体、前鞭毛体。

2. 示教标本

镜下观察：前鞭毛体活标本。

肉眼观察：传播媒介——白蛉。

3. 示教技术操作

前鞭毛体培养法、穿刺检查无鞭毛体。

【目的与要求】

（1）掌握杜氏利什曼原虫无鞭毛体和前鞭毛体的形态特征。

（2）了解杜氏利什曼原虫的培养及骨髓和淋巴结穿刺法。

【自学标本】

1. 无鞭毛体（amastigote）

黑热病患者骨髓涂片。甲醇固定，吉姆萨染色（Giemsa stain）玻片标本。油镜观察（图 9-1、图 9-2）。

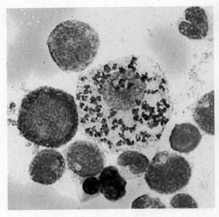 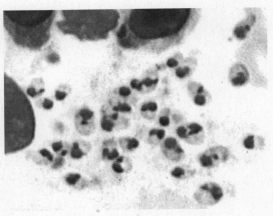

图 9-1 充满无鞭毛体的巨噬细胞　　　图 9-2 巨噬细胞外的无鞭毛体

先在低倍镜下找到清晰的界面，再转高倍镜找到被感染的巨噬细胞，将其移至视野中央，转油镜观察。要注意涂片标本制片过程中巨噬细胞常被破坏，使无鞭毛体游离于巨噬细胞外。骨髓涂片中的无鞭毛体细胞质有时着色过浅不易看清，应注意和血小板相鉴别。

（1）外形：虫体微小，呈圆形或椭圆形，大小为（2.9～5.7）μm×（1.8～4.0）μm。细胞膜极薄，一般不易看清。

（2）内部结构：细胞质呈淡蓝色或深蓝色，细胞核1个，圆形团块状，呈红色或紫色，位于虫体一侧。核旁可见细小杆状紫红色的动基体（kinetoplast）。动基体前还有一红色粒状的基体和丝状的根丝体。动基体、基体及根丝体因距离靠近，在光镜下不易区分。

2. 前鞭毛体（promastigote）

培养基培养前鞭毛体涂片。甲醇固定，吉姆萨染色玻片标本。油镜观察（图9-3）。

（1）外形：因虫体发育程度不同而变化很大。成熟的前鞭毛体呈梭形或纺锤形，前端稍钝圆，后端尖。虫体大小为（14～20）μm×（1.5～1.8）μm，由基体向前发出1根鞭毛（flagellum）游离于虫体外，鞭毛与虫体几乎等长。

（2）内部结构：细胞质呈淡蓝色，1个红色的细胞核位于虫体中部。核前有紫红色的动基体，动基体之前有一基体。

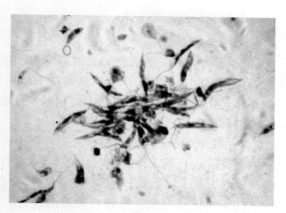

图9-3 杜氏利什曼原虫前鞭毛体

培养基内前鞭毛体常相互缠绕排列成菊花状。

【示教标本】

1. 前鞭毛体活标本

人工培养标本。高倍镜观察，光线不宜太强。可见很多前鞭毛体聚集成菊花状，鞭毛自由摆动。

2. 传播媒介——白蛉（sand fly）

整装玻片标本。白蛉是一种小型昆虫，外形似蚊，但较小。全身多细毛，头部有复眼1对。胸部向背面隆凸，有翅1对。观察白蛉形态时注意与蚊区别（参见本书第12单元相关内容）。

【示教技术操作】

1. 前鞭毛体培养法

（1）NNN培养基（Novy-MacNeal-Nicolle medium）配制：琼脂14g、氯化钠6g，加双蒸馏水100ml，煮沸，充分溶解后分装试管，每管3～5ml，用棉塞紧塞瓶口。高压蒸汽灭菌，待冷却至48℃时，每管加入培养基1/3量的无菌脱纤维蛋白兔血，混匀后斜置冷却成斜面。每管加0.2～0.3ml洛氏液，使斜面上有一薄水层。此时，以无菌橡胶塞取代棉塞，以防水分蒸发。置 37℃温箱培育 24h，确认无菌后，即可使用。

（2）接种培养方法：接种前，每管加适量青霉素、链霉素。取患者的骨髓、肝、脾、淋巴结穿刺物或皮肤活组织刮取物，与少量洛氏液混匀，接种于 NNN 培养基中，置 20 ～ 25℃温箱培养。一般 7 ～ 10 天才显著生长。此时可取培养液涂片检查。也有 2 ～ 3 周检查见前鞭毛体的，所以接种后应连续培养观察 1 个月左右，再确定结果。

（3）注意事项

1）涂片用的载玻片需洁净无油污。

2）前鞭毛体生长与温度密切相关，需控制适宜的培养温度。

3）配制培养基、接种和检查培养情况时，全程严格无菌操作。

2. 穿刺检查无鞭毛体

（1）骨髓穿刺

1）髂骨穿刺：患者侧卧，暴露髂骨。根据患者年龄大小，选取 17 ～ 20 号带针芯的干燥无菌穿刺针，局部消毒后从髂前上棘后 1cm 刺入，至针头触及骨面，慢慢地钻入骨内 0.5 ～ 1cm，拔出针芯，接上注射器，抽取骨髓。骨髓涂片，干后用甲醇固定，瑞氏染色或吉姆萨染色，油镜检查无鞭毛体。

2）棘突穿刺：患者侧卧或跨坐在椅上，暴露椎骨棘突。选择最明显棘突，局部消毒后由棘突尖垂直刺入骨髓腔，5 岁以下者进针 0.3 ～ 1.0cm，5 岁以上者进针 1.0 ～ 1.5cm，拔出针芯，接上注射器，抽取骨髓。涂片染色方法同上。

（2）淋巴结穿刺：一般在腹股沟进行。局部消毒后，左手捏住淋巴结，右手持 6 号针头刺入。因淋巴结内有压力，淋巴结内组织液可自行进入针内。稍待片刻，拔出针头，接上注射器，将针头内组织液涂片，染色方法同上。

【实验诊断要点】

（1）骨髓、淋巴结等穿刺物涂片检查出无鞭毛体可确诊。

（2）穿刺检查阴性或可疑者，可将穿刺物培养或接种动物，进一步确诊。

【实验报告】

绘制杜氏利什曼原虫无鞭毛体和前鞭毛体彩图。

二、罗得西亚锥虫 *Trypanosoma rhodesiense*

实验内容

1. 自学标本

　　镜下观察：锥鞭毛体。

2. 示教标本

　　肉眼观察：传播媒介——舌蝇。

【目的与要求】

（1）熟悉罗得西亚锥虫的锥鞭毛体的形态特征。
（2）了解传播媒介——舌蝇的形态特征。

【自学标本】

锥鞭毛体（trypomastigote）

感染鼠、猪等动物的血涂片。吉姆萨染色，油镜观察（图 9-4）。

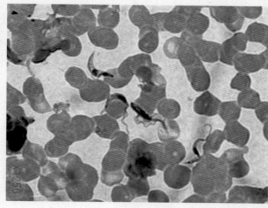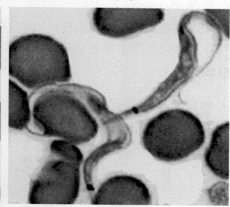

图 9-4　罗得西亚锥虫的锥鞭毛体

（1）外形：虫体似叶状，前端逐渐变细，后端略圆。
（2）内部结构：细胞核居中，近虫体后端有一点状的动基体，两者均染成红色或紫红色。
（3）鞭毛和波动膜：虫体一侧有波浪状波动膜，呈淡蓝色。自基体发出鞭毛 1 根，沿波动膜的边缘向前延伸，从虫体前端伸出成为游离鞭毛。

【示教标本】

传播媒介 —— 舌蝇（Glossina）

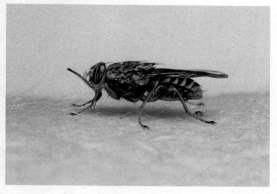

舌蝇又称采采蝇（tsetse fly）。成虫针插标本，放大镜或解剖镜观察（图 9-5）。

（1）体长与体色：体长 6 ~ 13mm，体色由黄色、黄褐色至黑色。

（2）形态结构特征：触角芒上侧具分支，每一分支又具羽状毛。喙向前方水平突出，口器为刺吸式，适于吸吮血液。翅的中室呈菜刀状，当舌蝇停息时，两翅重叠，完全覆盖腹部背面。

图 9-5　在人皮肤吸血的舌蝇

【实验报告】

绘制罗得西亚锥虫的锥鞭毛体彩图。

（张　军）

三、蓝氏贾第鞭毛虫 *Giardia lamblia*

实 验 内 容

自学标本

镜下观察：蓝氏贾第鞭毛虫包囊和滋养体。

【目的与要求】

（1）掌握蓝氏贾第鞭毛虫包囊的形态特征。

（2）掌握蓝氏贾第鞭毛虫滋养体的形态特征。

【自学标本】

1. 包囊

蓝氏贾第鞭毛虫感染者粪便涂片，铁苏木素染色，玻片标本，油镜观察（图 9-6）。

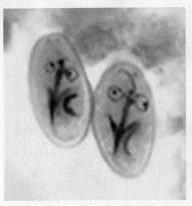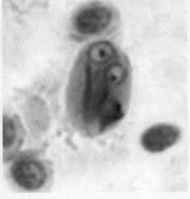

图 9-6 蓝氏贾第鞭毛虫包囊

先在低倍镜下找到清晰的界面，再转高倍镜找到蓝黑色、边界清楚的椭圆形虫体，将其移至视野中央，转油镜观察。应注意包囊内细胞核、轴丝结构可能不在同一焦距下出现。

（1）外形：蓝黑色，椭圆形。大小为（8～12）μm×（7～10）μm。囊壁较厚不着色。

（2）内部结构：未成熟包囊内有 2 个细胞核，成熟包囊内有 4 个细胞核，聚集在虫体一端。每个核内有 1 个明显的核仁，还可见到轴丝、弯曲的中体（median body）和残存的鞭毛。

2. 滋养体

慢性腹泻患者的稀便涂片，铁苏木素染色或吉姆萨染色，玻片标本（图 9-7）。油镜观察。

（1）外形：倒置梨形，两侧对称，前端钝圆，后端尖细。大小为（9～21）μm×（5～15）μm。

（2）内部结构：虫体前半部向内凹陷形成 2 个吸盘。吸盘底部并列 2 个圆形泡状核，每个核内各有 1 个大的核仁。两核之间有 2 根轴丝纵贯虫体，轴丝中部有 1 对半月形的中体，轴丝前端有基体复合器（kinetosomal complex），由此发出 4 对鞭毛，即前鞭毛（anterior flagellum）、后鞭毛（posterior flagellum）、腹鞭毛（ventral flagellum）和尾鞭毛（caudal flagellum）各 1 对。

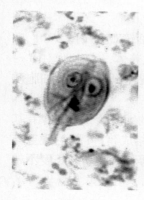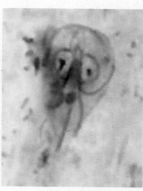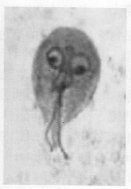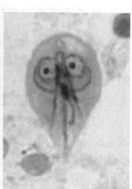

图 9-7　蓝氏贾第鞭毛虫滋养体

【实验诊断要点】

（1）急性患者的稀便查获滋养体、慢性感染者和带虫者的成形粪便查获包囊，即可确诊。由于包囊排出具有间断性，隔日查 1 次、连续查 3 次的方法可显著提高检出率。

（2）滋养体应及时检查并注意保温，检查包囊一般采用碘液染色法，对不能确诊者，应以铁苏木素染色鉴别。

（3）必要时，可进行小肠活组织检查，即借助内镜在小肠 Treitz 韧带附近摘取黏膜组织，可先做压片初检，固定后，进行吉姆萨染色镜检。

【实验报告】

（1）绘制蓝氏贾第鞭毛虫包囊黑白图。
（2）绘制蓝氏贾第鞭毛虫滋养体黑白图。

四、阴道毛滴虫 *Trichomonas vaginalis*

实验内容

1. 自学标本

镜下观察：阴道毛滴虫滋养体。

2. 技术操作

阴道分泌物直接涂片法、小鼠肠滴虫检查、阴道毛滴虫的培养。

【目的与要求】

（1）掌握阴道毛滴虫滋养体的形态特征。

（2）熟悉阴道分泌物生理盐水直接涂片法。

【自学标本】

阴道毛滴虫滋养体

感染者的阴道分泌物涂片，吉姆萨染色，玻片标本。高倍镜或油镜观察（图9-8）。

（1）外形：低倍镜下找到淡蓝色的梨形或椭圆形小体，即为滋养体，大小为（10～30）μm×（5～15）μm。转高倍镜和油镜观察，可见虫体内有一紫色深染的核，细胞质呈蓝色，细胞质和细胞核颜色深浅对比明显，鞭毛呈粉红色。

（2）内部结构：油镜下观察虫体前1/3处有1个紫色的椭圆形的细胞核，核前缘有基体（blepharoplast），由此发出5根鞭毛，4根前鞭毛各自分开或黏结成簇，1根后鞭毛与虫体侧面的波动膜（undulating membrane）外缘相连，且与波动膜等长。波动膜长度不超过虫体的一半。轴柱1根，较粗，粉红色，纵贯虫体并伸出体外。

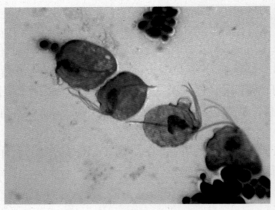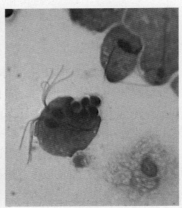

图 9-8　阴道毛滴虫滋养体

【技术操作】

1. 阴道分泌物直接涂片法

用无菌棉签在阴道后穹隆、宫颈等处粘取分泌物，将其涂于加有1～2滴生理盐水的洁净载玻片上，制成涂片镜检，可见活动的滋养体。温度较低时，可将玻片在酒精灯上迅速往返数次加温或将玻片置于保温台上观察，以增强虫体活动力，有助于与其他细胞鉴别。

高倍镜下可见，阴道毛滴虫运动时虫体呈梨形或水滴状，无色透明，虫体借鞭毛摆动和波动膜的波动而做螺旋式运动，活动迅速，极易辨认。

2. 小鼠肠滴虫检查

在无阴道分泌物的情况下，可观察小鼠肠滴虫，其在镜下的形态和运动方式与阴道毛滴虫相似。取小鼠肠内容物少许，做生理盐水薄涂片，加盖玻片。低倍镜下观察，滴虫做螺旋式转动，有来回摆动的鞭毛和似波浪运动的波动膜。

3. 阴道毛滴虫的培养

（1）培养基（大豆蛋白胨培养基）的配制：大豆 10g、蛋白胨 6g、氯化钠 2.4g、蒸馏水 600ml。将大豆浸泡数小时，膨胀后去皮，与其他成分混合煮沸，再温火煮 3h，以蒸馏水补足蒸发失去的水分，滤纸过滤后调 pH 至 5.0。分装入试管，每管 6ml，间歇灭菌 3 次，置于 4℃冰箱中备用。

（2）接种与培养：临用前每管加 7.5% 葡萄糖溶液 0.5ml，灭活小牛血清 1ml，青霉素、链霉素各 1000 ～ 1500U/ml。以无菌棉拭子从阴道后穹隆处取阴道分泌物，接种于上述培养基中，37℃温箱培养 24 ～ 48h，吸取管底沉淀物镜检。

【实验诊断要点】

（1）在临床实验诊断中，常以阴道分泌物生理盐水直接涂片法检获活滋养体确诊。

（2）鉴别虫种采用吉姆萨染色或瑞氏染色法，封片后可长期保存。

【实验报告】

绘制阴道毛滴虫滋养体彩图。

（叶建斌）

第 10 单元　孢　子　虫
Sporozoa

一、疟原虫 *Plasmodium*

实验内容

1. 自学标本

　　镜下观察：间日疟原虫、三日疟原虫红内期各期形态；恶性疟原虫环状体和配子体形态。

2. 示教标本

　　镜下观察：卵形疟原虫、诺氏疟原虫红内期各期形态；蚊体内的疟原虫卵囊和子孢子形态。

　　肉眼观察：按蚊的针插标本。

3. 技术操作

　　取感染伯氏疟原虫小鼠尾尖血制作厚、薄血膜涂片，染色后观察标本。

4. 示教技术操作

　　伯氏疟原虫接种感染小鼠。

【目的与要求】

　　（1）掌握间日疟原虫红内期各阶段及恶性疟原虫环状体和配子体的形态特征。

　　（2）熟悉三日疟原虫和卵形疟原虫红内期各阶段的形态特征。

　　（3）熟悉厚、薄血膜涂片的制作及染色方法。

　　（4）熟悉鼠疟原虫实验室接种感染方法，了解疟原虫卵囊、子孢子的形态。

【自学标本】

1. 间日疟原虫（*Plasmodium vivax*）薄血片

　　吉姆萨染色或瑞氏染色，玻片标本。首先确定间日疟原虫薄血膜染色片的标本面，然后在低倍镜下选取红细胞呈单层均匀排列的部位，通常在舌形涂片的末端。血片滴加香柏油后，置于油镜下观察，在红细胞内找到疟原虫。疟原虫细胞质被染成蓝色，细胞核染成紫红色，注意应与血片中的其他血细胞和染料异物等相区别（图 10-1）。

　　（1）环状体（ring form）：细胞质呈纤细环状，蓝染，大小约为红细胞直径的 1/3，中间有空泡；核 1 个，呈红色，位于细胞质一侧；通常 1 个红细胞内只有 1 个原虫感染；被寄生的红细胞无变化。

　　（2）滋养体（trophozoite）：由环状体发育而来，核 1 个，略增大，细胞质增多，常伸出伪足，形状不规则，有不着色的空泡。另外，原虫细胞质中出现棕褐色呈烟丝状的疟色素（malarial pigment）。

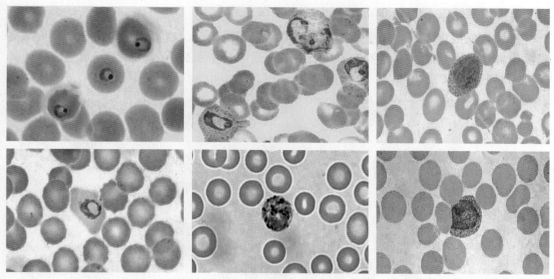

图 10-1 间日疟原虫红内期各期形态

（3）裂殖体（schizont）：由滋养体继续发育进入裂体增殖的阶段。细胞核开始分裂，虫体逐渐变圆，空泡消失，疟色素分散在细胞质中，称未成熟裂殖体或早期裂殖体。如果细胞核继续分裂，细胞质随之分裂，并包绕每 1 个核，形成 12 ～ 24 个裂殖子。疟色素集中成团，位于虫体中央，称成熟裂殖体。

（4）配子体（gametocyte）：为疟原虫有性生殖阶段的开始。虫体呈圆形或卵圆形，细胞质几乎充满胀大的红细胞，疟色素均匀分布于其中。雌配子体（female gametocyte）细胞质呈深蓝色。核小而致密，深红色，多偏于虫体一侧；雄配子体（male gametocyte）细胞质呈粉红色。核大而疏松，染色较浅，多位于虫体中央。

通常间日疟原虫所寄生的红细胞被刺激胀大、变形，颜色变浅；红细胞内从滋养体时期开始出现红染的薛氏小点（Schüffner's dots）。

2. 间日疟原虫（*Plasmodium vivax*）厚血片

吉姆萨染色或瑞氏染色，玻片标本。在低倍镜下确定血膜标本面，再转油镜观察。由于在制片时，红细胞被溶解，致使疟原虫皱缩变形，与薄血片所见形态不同。故最好在 1 张玻片上同时做厚、薄血膜，以便比较观察。

（1）环状体：有的呈环状，细胞质蓝色；核 1 个，红色。由于大部分虫体因细胞质皱缩成团，形态呈多种多样。

（2）滋养体：体积较大，形状不规则，大多细胞质断裂成块，核较大，疟色素颗粒较明显。

（3）未成熟裂殖体：有 2 个以上的核，细胞质椭圆形或形状不规则，疟色素颗粒较多。

（4）成熟裂殖体：原虫分裂成 12 ～ 24 个裂殖子，疟色素集中成块。

（5）配子体：圆形或卵圆形，细胞质断裂成块或腐蚀消失，有 1 个核，密实或疏松，疟色素分散。

3. 恶性疟原虫（*Plasmodium falciparum*）薄血片

恶性疟原虫患者薄血膜涂片，吉姆萨染色或瑞氏染色。观察方法同间日疟原虫薄血膜制作方法。因在恶性疟患者外周血液中看不见滋养体和裂殖体，故重点观察环状体与配子体形态特征（图 10-2）。

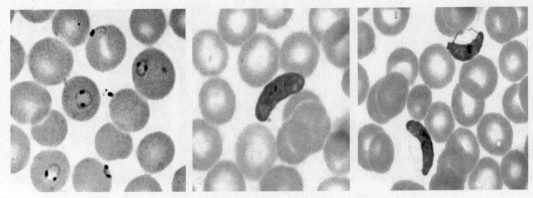

图 10-2　恶性疟原虫环状体和配子体形态

（1）环状体：细胞质呈纤细环状，大小为红细胞直径的 1/5 或 1/6；环状体通常位于红细胞边缘位；1 个环上通常有 2 个核；1 个红细胞内常有 2 个以上疟原虫寄生。

（2）配子体：雌配子体呈新月形，细胞质染色呈蓝色，核小而致密呈红色，位于虫体中央，疟色素杆状，集中于核的周围；雄配子体呈腊肠形，细胞质染色呈粉红色，核疏松较大，位于虫体中央，疟色素散在于核的周围。疟原虫所寄生的红细胞常因胀破而不见，或仅见一部分。

通常恶性疟原虫所寄生的红细胞大小正常或略缩小；可见红细胞质皱缩或出现瘤状突起，从环状体时期即出现有红染的茂氏小点（Maurer's dots）。

4. 三日疟原虫（*Plasmodium malariae*）薄血片

三日疟原虫薄血片，吉姆萨染色或瑞氏染色，油镜观察（图 10-3）。

（1）环状体：环较粗大，大小约为被寄生红细胞的 1/3；核 1 个，细胞质呈深蓝色。

（2）滋养体：较间日疟小，圆形或带状，细胞质致密；疟色素呈深褐色、颗粒状、粗大，分布于虫体边缘。

（3）成熟裂殖体：裂殖子 6 ～ 12 个，花瓣状排列；虫体小于正常红细胞；疟色素集中于中央。

（4）配子体：雌配子体呈圆形，如正常红细胞大小，细胞质呈蓝色；核致密偏于一侧；疟色素分散。雄配子体呈圆形，略小于正常红细胞，细胞质呈蓝色；核疏松，淡红色，位于中央；疟色素多而分散。

通常三日疟原虫所寄生的红细胞大小正常，偶见少量淡紫色微小的齐氏点（Ziemann's dots）。

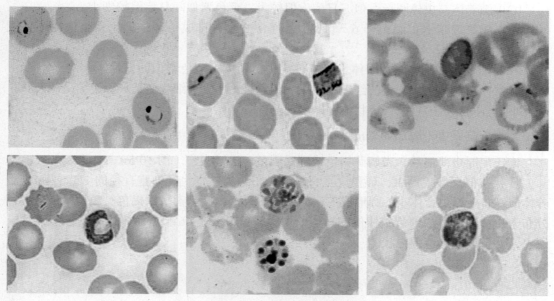

图 10-3 三日疟原虫红内期各期形态

【示教标本】

1. 卵形疟原虫（*Plasmodium ovale*）

卵形疟原虫薄血片，吉姆萨染色或瑞氏染色，油镜观察（图 10-4）。

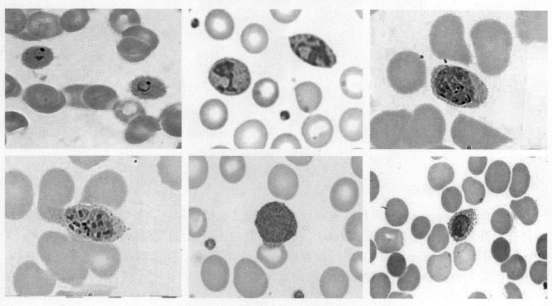

图 10-4 卵形疟原虫红内期各期形态

（1）环状体：似三日疟原虫。

（2）滋养体：虫体圆形，似三日疟，但较大；疟色素似间日疟但较细小。

（3）成熟裂殖体：裂殖子 6 ～ 12 个，通常 8 个，排成一环；疟色素集中在中央或一侧。

（4）配子体：雄、雌配子体均似三日疟，但稍大，疟色素似间日疟。

通常卵形疟原虫所寄生的红细胞略胀大，色淡，部分红细胞变长形，边缘呈锯齿状；薛氏小点较间日疟的粗大，环状体期即出现。

2. 诺氏疟原虫（*Plasmodium Knowlesi*）

诺氏疟原虫薄血片，吉姆萨染色或瑞氏染色，油镜观察（图 10-5）。

环状体似恶性疟原虫，环稍大且粗，环大小约为被寄生红细胞直径的 1/5 ～ 1/4。滋养体似三日疟原虫，体小，圆形或带状，细胞质致密；疟色素呈深褐色、颗粒状、粗大，分布于虫体边缘。成熟裂殖体似三日疟原虫，裂殖子多至 16 个。雌、雄配子体似间日疟原虫，疟色素为黑色颗粒状。

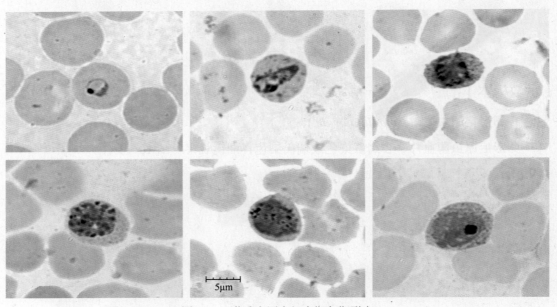

5μm

图 10-5　诺氏疟原虫红内期各期形态

3. 蚊体内的疟原虫

（1）卵囊（oocyst）：采自感染疟原虫的蚊胃，吉姆萨染色，低倍镜观察。卵囊即为蚊胃壁上许多圆形的小囊（图 10-6A）。成熟卵囊内还可见许多呈梭形的子孢子。

（2）子孢子（sporozoite）：蚊唾液腺涂片，吉姆萨染色，油镜观察。子孢子呈长梭形，细胞质蓝染，核红染，位于细胞质中央（图 10-6B）。

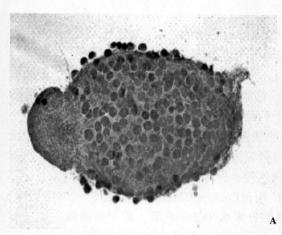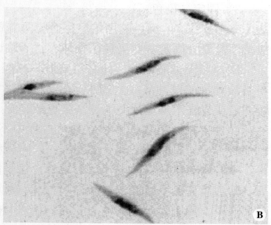

图 10-6 疟原虫卵囊和子孢子（吉姆萨染色）

A. 蚊胃上的疟原虫卵囊；B. 子孢子

4. 按蚊针插标本

中华按蚊：疟疾的传播媒介，翅脉上有黑白鳞片组成的斑点，参见昆虫部分。

【技术操作】

血涂片制作及染色

（1）材料：伯氏疟原虫感染小鼠、载玻片、消毒棉球、乙醇、剪刀、蜡笔、吸管、蒸馏水、培养皿、吉姆萨染液或瑞氏染液、缓冲液等。

（2）血膜制作

1）薄血膜（thin blood film）制作方法

采血：临床上取患者耳垂或手指血，本次实验用感染伯氏疟原虫小鼠尾尖血。

操作方法：取一洁净载玻片，左手持玻片两端，另选一张边缘光滑平整的玻片作推片。用推片一端的中央从鼠尾粘取 1 小滴血（约小米粒大），置载玻片的中部，使推片和玻片保持30°～45°夹角，待血滴沿推片边缘展开后，匀速向前推动，即形成舌状血膜。

注意事项：玻片要洁净，无油脂。血量适中，推速均匀，以防血膜过厚、过薄或出现条状横纹。血片在干燥过程中，避免灰尘或被苍蝇舐吸。

2）厚血膜（thick blood film）制作方法

采血：同薄血膜法。

操作方法：厚血膜可制于薄血膜的另一端。从阳性小鼠尾采血 2～3 滴，置于一张载玻片 1/3 处，用推片一角将血滴自里向外顺着一个方向涂成直径约 1cm、厚薄均匀的血膜。厚、薄血膜间用蜡笔划线分开。充分晾干后，滴加蒸馏水于厚血膜上溶血，将水倾去，晾干后与薄血膜一起染色。

注意事项：溶血时，薄血膜不能接触水。溶血时间不可太长，不可振荡，以防血膜脱落。

3）固定、染色

◆瑞氏染色：染色前用蜡笔在血膜两端划上线，以防染液外溢。瑞氏染液是甲醇溶液，血膜不需要先固定。此染色法快速，适于临床检验，但较易褪色，保存时间短。

滴加瑞氏染液数滴，使之覆盖血膜，经 1～2min 血膜被染液中的甲醇固定，再滴加与染液等量的缓冲液或蒸馏水，轻摇载玻片，使染液与稀释液混匀，静置 3～5min，用缓冲液或自来水从玻片一端冲洗染色液，晾干后镜检。

注意事项：甲醇挥发快，染色过程中不能使染液变干，否则会产生大量沉渣。冲洗血片时，切勿先倾去染液后再冲洗，以防染料颗粒沉着于血膜上。

◆吉姆萨染色：此染色法效果好，血膜褪色慢，保存时间较久，但染色需时较长。

薄血膜先用甲醇固定数秒，将吉姆萨染液（用 pH 6.8～7.2 的缓冲液做 15～20 倍稀释）滴加在厚、薄血膜上，染色 30min，用缓冲液和自来水冲洗染色液，晾干后镜检。

注意事项：固定薄血膜时，勿使固定剂触及厚血膜，否则，会使厚血膜不易溶血。

4）染液配制

◆吉姆萨染液

染液配方：吉姆萨染粉 1g、甲醇 50ml、纯甘油 50ml。

操作方法：吉姆萨染粉置于研钵中，先加少量甘油充分研磨，然后边加甘油边研磨至甘油加完为止，倒入棕色磨口玻璃瓶中。分数次用甲醇洗去研钵中甘油染液，直至 50ml 甲醇用完。盖紧瓶塞，充分摇匀，置 65℃温箱中 24h 或室温 1 周后过滤备用。

◆瑞氏染液

染液配方：瑞氏染粉 0.1～0.5g、甲醇 97ml、甘油 3ml。

操作方法：瑞氏染粉加入甘油中充分研磨，然后加入少量甲醇，研磨后倒入瓶内，再分次用甲醇洗去研钵中的甘油染液，倒入瓶内，直至用完为止，摇匀，24h 或 1～2 周后过滤备用。

【示教技术操作】

疟原虫接种小鼠

（1）材料：伯氏疟原虫感染阳性小鼠及健康小鼠、2ml 注射器及 7 号针头、无菌生理盐水、乙醇溶液和消毒棉球、试管、剪刀。

（2）操作方法：将受染小鼠尾部用乙醇溶液消毒，剪断尾巴末端，将血滴入盛有生理盐水的试管内（血与生理盐水的比例为 1∶10），注意要无菌操作，将稀释的鼠血 0.2～0.3ml 注入正常小鼠的腹腔，经 5～6 天，采感染小鼠尾尖血，制片染色并观察伯氏疟原虫的形态。

【实验报告】

（1）绘制间日疟原虫红内期各期彩图。

（2）绘制恶性疟原虫环状体和配子体彩图。

二、刚地弓形虫 *Toxoplasma gondii*

实验内容

1. 自学标本

镜下观察：滋养体（速殖子）。

2. 示教标本

镜下观察：假包囊、包囊、卵囊。

3. 技术操作

弓形虫染色试验，腹腔液直接涂片法。

【目的与要求】

（1）掌握弓形虫滋养体的形态特征。

（2）熟悉弓形虫卵囊的形态。

（3）了解弓形虫染色试验，小鼠腹腔液直接涂片法。

【自学标本】

滋养体

用感染小鼠的腹腔液涂片、吉姆萨染色，油镜观察（图10-7）。

（1）形态：香蕉形或半月形，一端较尖，一端较钝，一边隆起，一边略凹。

（2）大小：（4～7）μm×（2～4）μm。

（3）虫体结构：细胞质呈蓝色或微红色，细胞核位于虫体中央，呈紫红色。

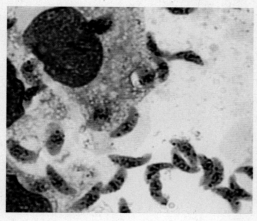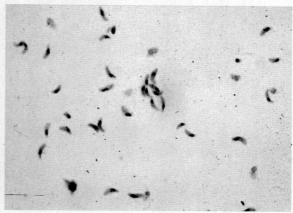

图10-7 弓形虫速殖子（吉姆萨染色）

【示教标本】

1. 假包囊（pseudocyst）

速殖子在宿主细胞内寄生，以内二芽生殖、二分裂生殖方式不断繁殖，一般内含数个至数十个虫体。这个被宿主细胞膜包绕的虫体集合体称假包囊。

假包囊：呈纺锤形或椭圆形，包囊内含几个或十几个速殖子，后者的形态与前面所介绍的滋养体形态一致（图10-8）。

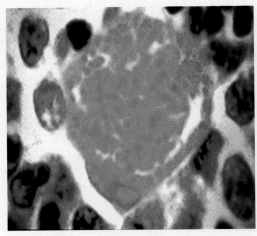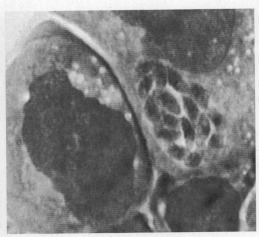

图10-8 宿主组织内的弓形虫假包囊（吉姆萨染色）

2. 包囊

包囊呈圆形或椭圆形，直径 5 ～ 100μm，外被一层具有弹性的坚韧囊壁，囊内含数十个至数千个缓殖子（bradyzoite）。缓殖子的形态与速殖子相似，但虫体略小，细胞核稍偏位（图10-9）。

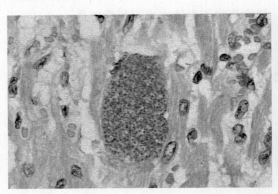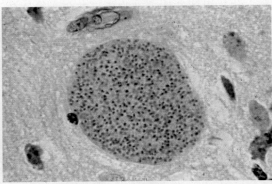

图10-9 宿主组织内的弓形虫包囊

3. 卵囊

猫粪的生理盐水涂片，高倍镜观察。

卵囊呈圆形或椭圆形，大小为 10μm×12μm，具有 2 层较透明的囊壁，内含 2 个孢子囊，每个孢子囊内含 4 个新月形子孢子（图10-10）。

【技术操作】

1. 弓形虫染色试验

（1）原理：弓形虫染色试验（dye test，DT）为弓形虫病独特的免疫学诊断方法。活的弓形虫速殖子与正常血清混合，在37℃作用1h或室温数小时，大部分滋养体由原来的新月形变为圆形或椭圆形，细胞质对碱性亚甲蓝具有较强的亲和力而被深染。但当弓形虫与含特异抗体和补体[（辅助因子（accessory factor，AP）]的血清混合时，虫体受到抗体和补体的协同作用而变性，对碱性亚甲蓝不着色。计算着色与不着色虫体的比例，即可判断结果。

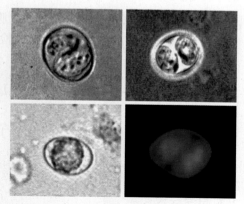

图 10-10　弓形虫卵囊形态

（2）操作步骤

1）辅助因子血清制备：存在于正常人新鲜血清内，不耐热。用作辅助的血清需预先筛选，即将候选血清与弓形虫速殖子混合，37℃作用1h后，若90%以上虫体经亚甲蓝染色后着色，方可使用。含辅助因子血清可分装后置 -20℃保存备用。

2）抗原液制备：弓形虫速殖子经腹腔感染小鼠72h，抽取腹腔液，生理盐水洗涤3次（3000r/min，10min），收集纯净速殖子。也可将用2倍量的0.25%胰蛋白酶磷酸盐缓冲液（0.2mol/L，pH7.6）与小鼠腹腔悬液混合，37℃水浴消化20min，同上法洗涤，收集纯净速殖子。用辅助因子血清将纯净速殖子稀释至每高倍镜视野约50个速殖子，即为抗原液。

3）亚甲蓝染色：亚甲蓝10g加入95%乙醇溶液100ml，滤纸过滤，取3ml加pH11的碱性缓冲液（0.53% Na_2CO_3 9.73ml、1.91% $Na_2B_4O_7$ 0.27ml）10ml。碱性缓冲液临用前配制。

4）待检血清：新鲜血清需经56℃30min灭活，或直接用生理盐水倍比稀释后，每管100μl，4℃过夜后使用。

5）检测：在稀释血清内每管（100μl）加入上述抗原悬液100μl，37℃孵育1h，每管加亚甲蓝溶液20μl，继续孵育15min，自每管取1滴涂片，加盖玻片镜检。

（3）结果判定：计算各管不着色速殖子的百分比，以50%速殖子不着色的血清稀释度为该份被检血清的最高抗体滴度。一般认为，抗体滴度1：8为隐性感染，1：256为活动性感染，1：1024为急性感染。

（4）应用与评价：DT为经典的弓形虫病免疫诊断方法。该法所测抗体是虫体表膜抗原诱导的特异性抗体，人体感染后8～10天即呈阳性反应。DT的抗体滴度可为临床治疗提供重要参考。DT除与肉孢子虫抗血清有交叉反应外，其他寄生虫感染无特异性反应。由于该法敏感性高、特异性强，被广泛用于实验诊断。

2. 腹腔液直接涂片法

将感染弓形虫的小鼠麻醉，抽取腹腔液涂片，或做离心沉淀后吸取沉渣涂片，甲醇固定，用瑞氏染色或吉姆萨染色，镜检滋养体（图10-7）。

【实验报告】

绘制刚地弓形虫滋养体（速殖子）彩图。

三、隐孢子虫 *Cryptosporidium*

实验内容

1. 自学标本

镜下观察：卵囊形态。

2. 技术操作

改良抗酸染色法。

【目的与要求】

（1）掌握隐孢子虫卵囊的形态特征。

（2）熟悉改良抗酸染色法。

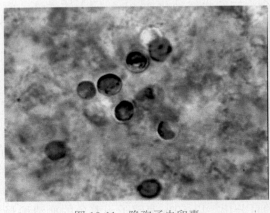

图 10-11　隐孢子虫卵囊

【自学标本】

卵囊

用感染隐孢子虫的动物或人的粪便涂片，改良抗酸染色，油镜观察。

（1）形态：圆形或椭圆形。

（2）大小：直径 4 ～ 7μm。

（3）虫体结构：卵囊被染成玫瑰红色（背景为蓝绿色），内有 4 个新月形子孢子，排列不规则，有时可见蓝黑色颗粒状的残留体（图 10-11）。

【技术操作】

改良抗酸染色法（modified acid-fast stain）

（1）染液配制

A 液：酸性复红 4g，95% 乙醇溶液 20ml，石炭酸 8ml，蒸馏水 100ml。

B 液：浓硫酸 10ml，缓缓加入 90ml 蒸馏水中，边加边搅拌。

C 液：孔雀绿 0.2g，溶于 100ml 蒸馏水中。

（2）染色方法：先将感染隐孢子虫的动物或人的粪便在洁净的载玻片上涂成薄膜，然后自然干燥，甲醇固定，滴加 A 液于粪膜上，5 ～ 10min 后水洗；滴加 B 液，1min 后水洗；滴加 C 液，1min 后水洗，待干，显微镜下观察隐孢子虫卵囊的形态。

【实验报告】

绘制隐孢子虫卵囊形态图。

（秦元华）

第 11 单元　纤　毛　虫
Ciliate

结肠小袋纤毛虫 *Balantidium coli*

实验内容

1. 自学标本

　　镜下观察：滋养体和包囊。

2. 技术操作

　　解剖豚鼠，观察活体结肠小袋纤毛虫滋养体和包囊的形态。

【目的与要求】

　　掌握结肠小袋纤毛虫滋养体和包囊的形态特征。

【自学标本】

1. 滋养体

　　用结肠小袋纤毛虫感染猪（或豚鼠）的阳性粪便涂片，铁苏木素染色或未染色封片标本，高倍镜和油镜观察。

　　（1）外形：呈椭圆形。

　　（2）大小：（30～200）μm×（25～150）μm，是人体中最大的寄生原虫。

　　（3）虫体结构：虫体表面被有纤毛（cilia），体前端有一凹陷的胞口（cytostome），下接漏斗状的胞咽，体后端可见一个胞肛（cytoproct）。在虫体细胞质中，有 2 个被染成蓝黑色的细胞核，大核呈肾形，小核为球形，后者位于大核的凹陷处。此外，在虫体的中部和后部各有一个伸缩泡（contractile vacuole）（图 11-1、图 11-2）。

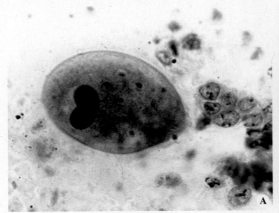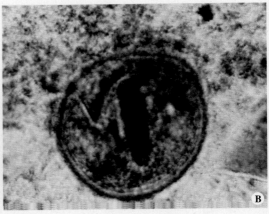

图 11-1　结肠小袋纤毛虫滋养体（A）和包囊（B）（铁苏木素染色）

2. 包囊

用结肠小袋纤毛虫感染猪（或豚鼠）的粪便涂片，经铁苏木素染色或未染色封片标本，高倍和油镜观察。

（1）外形：呈圆形和椭圆形。

（2）大小：直径 40 ～ 60μm。

（3）虫体结构：包囊壁厚，囊内可见 1 个蓝黑色的大核。在大核旁有一圆形的小核（图 11-1、图 11-2）。

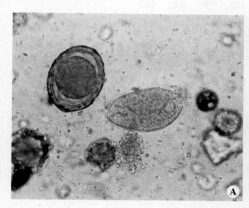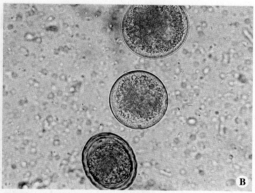

图 11-2　结肠小袋纤毛虫滋养体（A）和包囊（B）与蛔虫受精卵（未染色）

【技术操作】

取豚鼠 4 只，经乙醚麻醉处死，置于解剖盘中，剖开腹腔，找到横结肠或降结肠处。用剪刀剪开肠管，用竹签挑取肠内容物，做生理盐水直接涂片，在低倍镜下寻找结肠小袋纤毛虫活体滋养体和包囊，然后仔细观察其形态和结构（图 11-3）。在通常情况下，至少有 1/3 豚鼠自然感染结肠小袋纤毛虫。

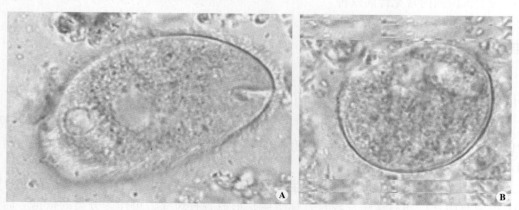

图 11-3　结肠小袋纤毛虫滋养体（A）和包囊（B）（粪便直接涂片）

【实验报告】

绘制结肠小袋纤毛虫滋养体和包囊形态图。

（李英辉）

第 4 篇　医学节肢动物
Medical Arthropod

第 12 单元　医学昆虫
Medical insect

一、蚊 Mosquito

实验内容

1. 自学标本

镜下观察：成蚊针插标本、蚊幼虫玻片标本。

2. 示教标本

镜下观察：蚊蛹玻片标本、蚊卵玻片标本。

3. 技术操作

昆虫针插标本的制作。

【目的与要求】

（1）掌握三属蚊成虫、幼虫、卵的形态特点。

（2）认识国内常见传病蚊种。

（3）熟悉检索图的使用方法。

【自学标本】

1. 成蚊针插标本

成蚊分为头、胸、腹 3 部分。肉眼观察或解剖镜观察（图 12-1、表 12-1）。

（1）头部：球形，1 对复眼，1 对具轮毛的触角，雄蚊轮毛长而密，雌蚊轮毛短而稀。喙位于头部下方中央，细长；喙两侧有触须 1 对，雄蚊触须比喙长，雌蚊触须约为喙长的 1/5。

（2）胸部：分 3 节，每个胸节着生 1 对细长的足。中胸发达，有 1 对狭长的翅；翅脉上覆盖有鳞片；翅后缘鳞片较长，称缨缘，形成各种斑纹，可作为分类的依据。后翅退化为平衡棒。中胸和后胸各具气门 1 对。

（3）腹部：分 11 节，前 8 节可见，后 3 节特化为外生殖器。雌蚊的尾端有 1 对尾须。雄蚊的抱握器常作为分类的依据。

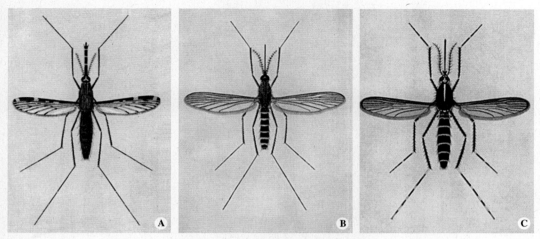

图 12-1　中华按蚊（A）、淡色库蚊（B）和白纹伊蚊（C）

表 12-1　三属成蚊形态的主要区别

区别点	按蚊属成蚊	库蚊属成蚊	伊蚊属成蚊
触须	雄：与喙等长，末端膨大 雌：与喙等长	雄：比喙略长，末端不膨大 雌：很短	同库蚊属 同库蚊属
体色	灰色，无斑	黄褐色，一般无斑	大多黑色，有斑纹
小盾片	半圆形	三叶形	三叶形
翅	多有翅斑	一般无翅斑，少数有翅斑	无翅斑
腹部	无鳞片或少鳞片	盖满鳞片，形成斑纹，尾须不外露	盖满鳞片，形成斑纹，尾须外露

2. 蚊幼虫玻片标本

虫体分头、胸、腹 3 部分。各部生有毛或毛丛。头部椭圆，有触角、复眼和单眼各 1 对，腹面有咀嚼式口器及口刷。胸部略呈方形，3 节融合。腹部细长，分节，末端有气门或呼吸管。低倍镜观察（图 12-2、表 12-2）。

【示教标本】

1. 蚊蛹玻片标本

低倍镜观察。形似逗点，虫体分头胸部和腹部。头胸部背面有 1 对呼吸管，按蚊蛹呼吸管粗短，口宽似漏斗；库蚊蛹和伊蚊蛹的呼吸管细长，管口小。

2. 蚊卵玻片标本

低倍镜观察。按蚊卵呈舟形，两侧有浮囊，产出后分散漂浮在水面；库蚊卵呈长圆柱形，联合成筏，漂浮在水面；伊蚊卵呈纺锤形，单个沉入水底。

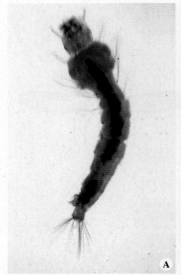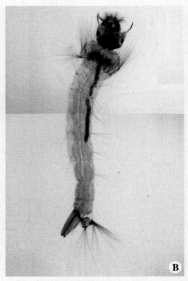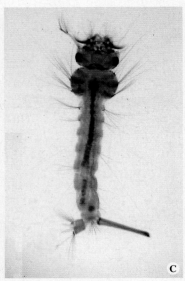

图 12-2 按蚊（A）、伊蚊（B）和库蚊（C）的幼虫

表 12-2 三属蚊幼虫的主要区别

区别点	按蚊属幼虫	库蚊属幼虫	伊蚊属幼虫
掌状毛	1～7 节背面两侧各有 1 对掌状毛	无	无
呼吸管	无呼吸管 第 8 节背面有气孔器，其上有呼吸孔 1 对	有 细长	有 粗短
呼吸管毛束		多对	1 对

【技术操作】

昆虫针插标本制作

可用于保存有翅昆虫如蚊、蝇、虻、白蛉、蚋和蠓等的成虫。

首先将采集到的昆虫装入毒瓶中将其毒死，然后取一小块软木，在软木一端插入一短细的昆虫针。将被毒死的昆虫腹面向上，昆虫针从昆虫胸部腹面 6 条腿中间插入，但注意勿使昆虫针穿出昆虫胸部背面。

【实验报告】

使用检索图 2，对常见蚊种进行检索。

二、蝇 Fly

【目的与要求】

　　（1）掌握蝇类的形态特征及与传播疾病有关的结构。

　　（2）熟悉蝇类生活史各期的形态特征。

　　（3）识别常见蝇种。

【自学标本】

1. 舍蝇成虫针插标本

　　（1）头部：两侧有半球形复眼1对，复眼的间距雌雄不同。雄蝇两复眼相接，雌蝇两复眼距离远。头的前方有触角1对，下方有舐吸式口器1套。

　　（2）胸部：分3节，仅中胸发达。中胸背板上有鬃。翅1对，有6条纵脉，均不分支。翅基部的后方有腋瓣。腋瓣的后下方有平衡棒1对。足3对，分为基节、转节、股节、胫节、跗节，跗节又分为5小节。

　　（3）腹部：外观仅有5节，后6节变为外生殖器。

2. 蝇头玻片标本

　　低倍镜观察。复眼1对，由许多小眼组成。单眼3个，位于头顶部两复眼间，呈三角状排列。触角1对，分3节。第1节小，第2节前外侧有纵贯全长的纵缝，第3节较长，基部有1触角芒向前外方伸出。蝇的口器大多为舐吸式，由基喙、中喙、口盘组成。基喙上有触须1对，上下颚均退化。中喙短粗，由上唇、舌及下唇构成。下唇很大，末端膨大为口盘。口盘由1对半圆形唇瓣构成。口盘的腹面有对称排列的凹沟，是食物流入口中的通道，两唇瓣合并后中央形成口（图12-3）。

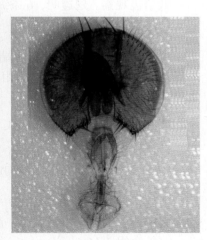

图 12-3　成蝇头部及口器

3. 舍蝇幼虫后气门玻片标本

　　低倍镜观察。舍蝇幼虫后气门呈"D"形，有3个气门裂，呈蛇形弯曲，开口于一块肾形的气门板上；气门板周围缘角质厚而均匀，整个封闭，称气门环；内侧中央有 1 个小孔，形状如纽扣，称气门钮。常见蝇种的三龄幼虫后气门见图 12-4。

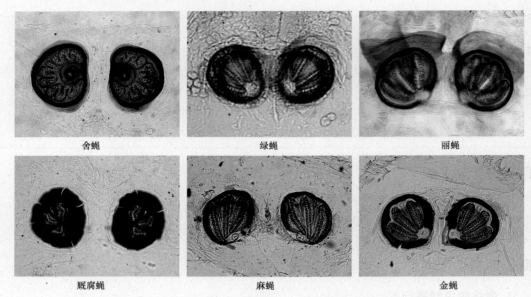

舍蝇　　　　　　　　绿蝇　　　　　　　　丽蝇

厩腐蝇　　　　　　　麻蝇　　　　　　　　金蝇

图 12-4　常见蝇种的三龄幼虫后气门

【示教标本】

1. 蝇足玻片标本

低倍镜观察。跗节分 5 节，足末端有爪及爪垫，爪间有爪间突，爪垫能分泌黏液并生有细毛。蝇足的结构适宜携带多种病原体。

2. 蝇翅玻片标本

低倍镜观察。翅透明，6 条纵脉，不分支。第 4 纵脉后端弯曲，末端与第 3 纵脉很近。

3. 蝇幼虫玻片标本

低倍镜观察。圆柱形，前端尖细，后端呈截断状，无足、无眼，体分节。腹部第 8 节后侧有后气门 1 对。后气门由气门环、气门钮和气门裂等部分组成。后气门形状因种属而不同（图 12-4）。

4. 厩螫蝇的刺吸式口器

针插标本，解剖镜下观察。

中喙细长，唇瓣很小，不构成口盘而有喙齿。

5. 常见蝇种针插标本

肉眼或解剖镜观察其大小、颜色、光泽、斑纹等特点（图 12-5）。

（1）舍蝇（*Musca domestica vicina*）：中型，胸背有 4 条黑色纵斑。

（2）厩腐蝇（*Muscina stabulans*）：中型，灰黑色，胸背有纵条，小盾片红黄色。

（3）丝光绿蝇（*Lucilia sericata*）：中型，金属绿色，中胸盾片上鬃多。

（4）大头金蝇（*Chrysomyia megacephala*）：中型，金属青绿色，头大，复眼鲜红色，中胸盾片上鬃少。

（5）巨尾阿丽蝇（*Aldrichina grahami*）：大型，深青黑色，盾板的缝前部分有正中黑纵斑 3 条。腹部具蓝色金属光泽。

（6）厩螫蝇（*Stomoxys calcitrans*）：中型，暗灰色，喙较长，刺吸式口器，胸背部有不清晰的 4 条黑色纵纹。

（7）黑尾黑麻蝇（*Helicophagella melanura*）：大型，雄蝇与雌蝇的复眼间距都宽。中胸背面有 3 条黑色纵斑。腹部背面有黑白相间的棋盘状斑。

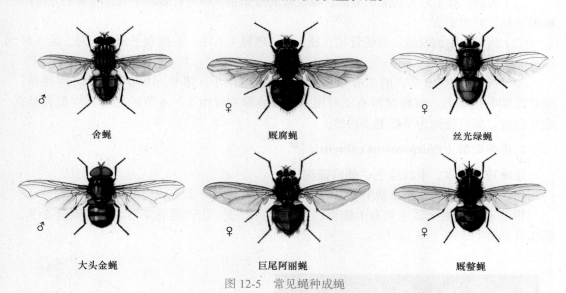

| 舍蝇 | 厩腐蝇 | 丝光绿蝇 |
| 大头金蝇 | 巨尾阿丽蝇 | 厩螫蝇 |

图 12-5　常见蝇种成蝇

【实验报告】

（1）绘制舍蝇的舐吸式口器点线图（黑铅笔）。

（2）使用检索图 1 检索常见蝇种。

三、白蛉 Sand fly

实验内容

1. 自学标本

镜下观察：白蛉成虫整体封片标本、中华白蛉雄蛉玻片标本、中华白蛉咽甲及受精囊玻片标本。

2. 示教标本

镜下观察：白蛉卵、白蛉幼虫、白蛉蛹。

3. 技术操作

昆虫玻片标本制作。

【目的与要求】

（1）熟悉白蛉成虫的形态特点及分类特征。

（2）了解白蛉卵、幼虫和蛹的形态特点。

【自学标本】

1. 白蛉成虫整体封片标本

解剖镜观察。成虫体色灰黄，全身密布细毛。大小为蚊的 1/5～1/3，翅狭长而尖，静止时与体呈 45°，向背方竖立（图 12-6）。

（1）头部：有 1 对大而黑的复眼，喙较蚊的短而粗。喙旁有触须 1 对，向头下方弯曲。触角细长，伸向前方。

（2）胸部：中胸发达，呈驼背状，翅 1 对，翅脉上有毛。后胸有平衡棒 1 对。足 3 对，细长。

（3）腹部：共 10 节，前 7 节形状相似，第 8 节很小，第 9、10 节特化为外生殖器。雄蛉尾端有抱握器，雌蛉尾端有 1 对尾须。白蛉腹部背面 2～6 节的毛如竖立则为竖立毛类白蛉，如平卧则为平卧毛类白蛉。

2. 中华白蛉（*Phlebotomus chinensis*）

雄蛉玻片标本，卡红染色，低倍镜观察。

翅纵脉 6 条，其中第 2 纵脉分 3 支，第 4、5 纵脉各分 2 支。

腹部末端的抱握器主要有上抱器、下抱器、阳茎、生殖丝各 1 对。上抱器分 2 节，第 2 节有矩毛 5 根（图 12-7）。

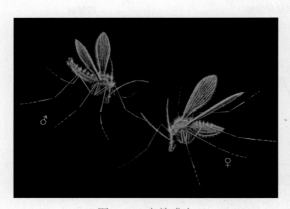

图 12-6　白蛉成虫

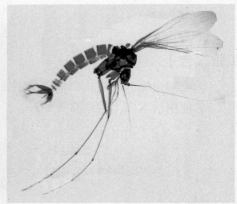

图 12-7　中华白蛉雄蛉（卡红染色）

3. 中华白蛉咽甲（*Pharynx armature*）及受精囊

玻片标本，卡红染色，低倍镜或高倍镜观察。

（1）咽甲：位于白蛉口腔之后的咽中。咽似烧瓶状，有咽甲 3 片。咽甲前端细长，后端钝圆，后端有很多倒的尖齿。前方的尖齿大而排列疏松，后方的尖齿小而密集。齿后有若干横脊（图 12-8）。

（2）受精囊：是从白蛉尾端解剖拉出的生殖器，亦为鉴别虫种的重要依据。高倍镜下形似玉米棒，分 11 ～ 13 节，但分节不完全，顶端有 1 簇毛。受精囊管长度约为囊体长的 2.5 倍（图 12-9）。

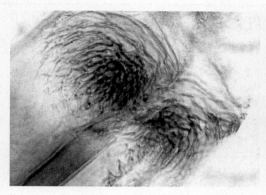
图 12-8　中华白蛉咽甲

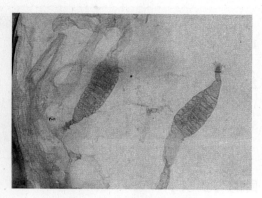
图 12-9　中华白蛉受精囊

【示教标本】

全部为玻片标本，低倍镜或高倍镜观察。

1. 白蛉卵

虫卵呈长椭圆形，卵壳具有网状花纹。

2. 白蛉幼虫

虫体分为头、胸、腹 3 部分。头大而色深，胸部 3 节，腹部 10 节。1 龄幼虫腹部末端有 1 对长的尾鬃，2 ～ 4 龄幼虫腹部末端有 2 对长的尾鬃。

3. 白蛉蛹

白蛉蛹体外无茧。尾端附着 4 龄幼虫蜕下的皮，依据 2 对尾鬃可以辨认。

【技术操作】

昆虫玻片标本制作

（1）成虫：用毒瓶杀死成虫后放入 70% 乙醇溶液中直接脱水，每 3 ～ 4h 更换乙醇溶液 1 次，经冬青油透明后，用松胶封片。注意雌虫必须腹内无血。

（2）卵：直接用 70% 乙醇溶液脱水，每 3 ～ 4h 更换乙醇溶液 1 次，经冬青油透明后，用松胶封片。

（3）幼虫及蛹：采用上述方法至透明后，整体侧封，标本即成。

（4）干标本封片：将干燥保存的白蛉标本，置薄凹载玻片的凹内，在凹的周围，加少许松胶（不可多加，否则松胶流入凹内），加盖玻片封之。

【实验报告】

（1）绘制雄性白蛉的抱握器点线图（黑铅笔）。

（2）绘制雌性白蛉的受精囊点线图（黑铅笔）。

四、蚤 Flea

实验内容

1. 自学标本
　　镜下观察：蚤成虫玻片标本。
2. 示教标本
　　镜下观察：蚤卵、蚤幼虫、蚤蛹，常见蚤类。
3. 检索练习
　　常见蚤种的检索。

【目的与要求】

（1）掌握蚤成虫的形态特征。
（2）熟悉蚤幼虫、蛹的形态。
（3）认识常见蚤种。

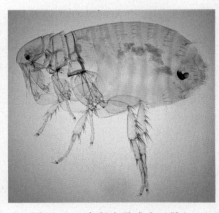

图 12-10　印鼠客蚤成虫（雌）

【自学标本】

蚤成虫玻片标本（印鼠客蚤 *Xenopsylla cheopis*）
低倍镜或高倍镜观察。成虫体侧扁，分头、胸、腹 3 部分（图 12-10）。

（1）头部：头略呈三角形，触角窝将头分为前头和后头。触角 1 对，分 3 节，位于眼后方的触角窝内。单眼 1 对，眼鬃毛 1 根，位于眼的前方。颊的前下方有刺吸式口器。

（2）胸部：腹面有 3 对足，粗壮有力，尤其是后足特别发达。足分基节、转节、股节、胫节和跗节。跗节又分 5 小节，末端有 2 爪。

（3）腹部：分 10 节，前 7 节形状相似，末 3 节特化为外生殖器。雄蚤外生殖器为上抱器和下抱器，雌蚤腹末端为圆形，腹部后下方有一 "C" 形受精囊，其头部比尾部略宽。

【示教标本】

玻片标本，低倍镜或高倍镜观察。

1. 蚤卵

卵呈椭圆形，乳白色，大小为 0.5mm，外表光滑。

2. 蚤幼虫

虫体乳白色，细长，蠕虫状，无眼，口器咀嚼式，体分 13 节，每节都有鬃毛。

3. 蚤蛹

虫体乳白色，已具头、胸、腹等雏形。蚤蛹整体标本外有茧，粘有土粒、尘屑等。

4. 常见蚤类

（1）致痒蚤（*Pulex irritans*，亦称人蚤）：在眼下方有眼鬃 1 根。受精囊的头部圆形，尾部细长弯曲，呈逗号状（图 12-11）。

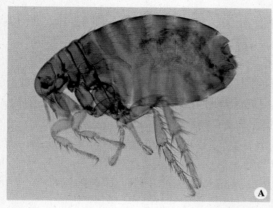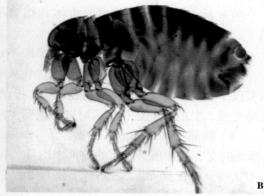

图 12-11 致痒蚤成虫（A 为雌虫，B 为雄虫）

（2）猫栉首蚤（*Ctenocephalides felis*）：颊下有 1 排梳齿状的颊栉，前胸后缘有 1 排前胸栉（图 12-12）。

（3）方形黄鼠蚤（*Citellophilus tesquorum*）：眼前方有眼鬃 3 根。前胸栉 19 ～ 22 根，其长度与前胸背板长度相当或更长。雌蚤受精囊头部呈椭圆形，尾部呈香蕉形。

【实验报告】

（1）绘制蚤的头部点线图（黑铅笔）。

（2）使用检索图 3 检索常见蚤种。

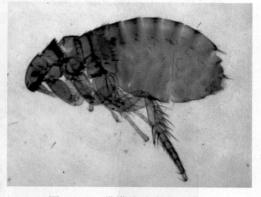

图 12-12 猫栉首蚤成虫（雌）

（胡　丽）

五、虱 Louse

实验内容

1. 自学标本

镜下观察：人虱、耻阴虱。

2. 示教标本

镜下观察：虱卵、虱若虫。

【目的与要求】

（1）掌握虱的外部形态特点，认识人虱和耻阴虱。

（2）熟悉虱卵和若虫的形态。

【自学标本】

1. 人虱（*Pediculus humanus*）

玻片标本，低倍镜观察。虫体背腹扁平，分头、胸、腹 3 部分（图 12-13、图 12-14）。

（1）头部：呈菱形，触角 1 对，单眼 1 对。口器刺吸式，藏于咽部腹面口针囊中。

（2）胸部：3 节融合，前部稍窄。中胸背面两侧有胸气门 1 对。足 3 对，短而粗壮，跗节仅 1 节，末端有 1 爪。在足胫节有 1 指状突起，与跗节末端的爪相对，形成抓握结构，称攀登足。虱的攀登足在生活时能紧握宿主的毛发或衣物纤维。

（3）腹部：共 9 节，前 7 节明显。1 ～ 6 节各有气门 1 对。雄虱的腹部末端钝圆，有 1 角质的交合刺伸出，雌虱的腹部末端呈 "W" 形。

人头虱（*P. humanus capitis*）较人体虱（*P. humanus corporis*）小，体色较深。

2. 耻阴虱（*Pthirus pubis*）

玻片标本，低倍镜观察。体型宽短似蟹，前足及爪细长，中后足与爪粗大。腹部第 3、4、5 节合并为 1 节，腹节的两侧有 4 对圆锥状突起（图 12-15）。

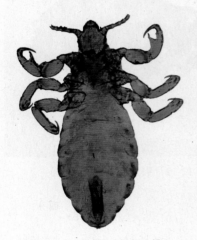 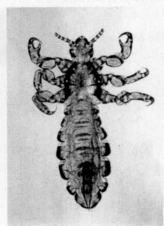 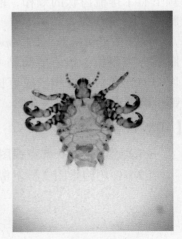

图 12-13　人体虱成虫（雄）　　　图 12-14　人头虱成虫（雄）　　　图 12-15　耻阴虱成虫（雌）

【示教标本】

大体标本，瓶装，放大镜观察。

1. 虱卵

长椭圆形，长约 0.8mm，一端有卵盖，卵壳外常粘有毛发或衣物纤维。

2. 虱若虫

外形似成虫，但较小，色淡。生殖器官未发育成熟，不能区分雌雄。

【实验报告】

绘制人虱成虫点线图（黑铅笔）。

六、臭虫 Bedbug、蜚蠊 Cockroach

实验内容

1. 自学标本

　　放大镜观察：温带臭虫、热带臭虫、德国小蠊、美洲大蠊。

2. 示教标本

　　镜下观察：蜚蠊卵荚、蜚蠊若虫。

【目的与要求】

（1）熟悉臭虫成虫及蜚蠊成虫的形态特征。

（2）认识常见臭虫及蜚蠊。

【自学标本】

1. 温带臭虫（*Cimex lectularius*）

乙醇溶液浸制，瓶装标本。放大镜观察（图 12-16）。

成虫体扁宽，椭圆形，红褐色，体长 4～6mm，翅退化，仅存翅基。虫体分头、胸、腹 3 部分，全身被有短毛。

（1）头部：宽阔，两侧有突出的复眼 1 对。触角 1 对，4 节，细长，位于头两侧眼的前方。口器刺吸式，隐藏于胸部腹面。

（2）胸部：前胸大而明显，中胸仅见 1 个三角形区域。中胸上着生的翅仅存翅基，遮盖了后胸。3 对足，在第 2、3 对足基节间有新月形臭腺孔。

（3）腹部：共 10 节，雌虫腹部后端圆阔，在第 5 节后缘腹面有 1 个三角凹陷为交合口，称柏氏器；雄虫腹部后端狭而尖，有 1 交尾器。

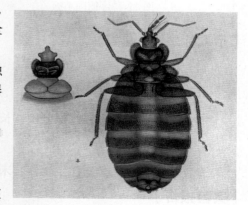

图 12-16　温带臭虫雌虫（附热带臭虫头部）

2. 热带臭虫（*Cimex hemipterus*）

乙醇溶液浸制，瓶装标本，放大镜观察。

前胸前缘的凹陷较浅，两侧缘不外延，其他形状与温带臭虫相同。

3. 德国小蠊（*Blattella germanica*）

针插标本，放大镜或解剖镜观察。

成虫体长 11～15mm，淡褐色，长椭圆形，背腹扁平，前胸背板上有两条平行的褐色纵纹。头小且向下弯曲，大部分被前胸背板遮盖。1 对大的复眼，单眼 2 个，触角 1 对，细长，口器咀嚼式。翅 2 对，前翅革质，后翅膜质。足 3 对，粗壮多毛。雌虫腹部末端为分叶状，具有夹持卵荚的功能，卵荚一直拖在雌虫的尾端，直至孵出幼虫才脱落。雄虫腹部末端生有 1 对腹刺（图 12-17）。

4. 美洲大蠊（*Periplaneta americana*）

针插标本，放大镜或解剖镜观察。

成虫体长 30～40mm，红褐色，翅长达腹部末端。触角很长，前胸背板中间有较大的蝶形褐色斑纹，斑纹的后缘有完整的黄色带纹（图 12-18）。

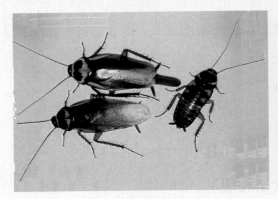

图 12-17　德国小蠊

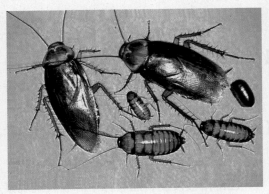

图 12-18　美洲大蠊

【示教标本】

玻片标本，低倍镜观察。

1. 蜚蠊卵荚

卵荚形似钱袋，暗褐色，坚硬，长约 10mm。卵成对排列在卵荚中。

2. 蜚蠊若虫

虫体小，色浅，无翅，生殖器官未发育成熟。

【实验报告】

绘制温带臭虫的头、胸部点线图（黑铅笔）。

（蒋立平）

第 13 单元　医学蜱螨
Medical tick and mite

一、蜱 Tick

【目的与要求】

　　（1）掌握蛛形纲的主要形态特征。

　　（2）熟悉硬蜱和软蜱成虫的形态特征及两者的主要区别。

　　（3）了解常见蜱种的形态。

　　（4）熟悉蜱的颚体结构、吸血作用及其医学意义。

【自学标本】

1. 硬蜱（hard tick）

　　成虫玻片标本，解剖镜（体视镜）或低倍镜观察。

　　虫体椭圆形，棕红色，分颚体及躯体两部分。

　　（1）颚体（gnathosoma）：位于虫体前端，为蜱的口器，亦称假头（capitulum）。由颚基、口下板、1 对螯肢及 1 对须肢（palp）构成（图 13-1）。

　　颚基（gnathobase）：位于颚体后端，与躯体相连，呈三角形、矩形、梯形、六角形等，是硬蜱的重要鉴别特征。颚基背面有一对孔区（porose area）。

　　螯肢（chelicera）：1 对，由颚基背面正中向前伸出，长杆状，外包有角质的鞘，每个螯肢的末端具齿状的定趾和动趾，是重要的刺割器官。口下板（hypostome）由颚基腹面正中伸出，位于螯肢下方，与螯肢组成口腔。口下板生有数列倒齿，吸血时附着

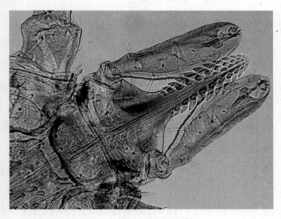

图 13-1　硬蜱的颚体

在宿主皮肤上起固着作用,齿列数目多少是虫种的重要鉴别特征。须肢1对,位于螯肢两侧,由4节组成, 较短, 第4节最小, 位于第3节顶端内侧面的凹陷内, 各节活动均不灵活。须肢在蜱吸血时起固定和支持作用。

（2）躯体（idiosoma）: 躯体紧接在颚体后面。雄虫躯体背面有整块盾板覆盖,雌虫的盾板仅覆盖背部前端。有些蜱在盾板后缘有纵向小竖格形成的不同花饰,称为缘垛（festoon）。足4对, 分基、转、股、胫、后跗、跗6节, 跗节末端有1对角状爪（claw）。第1对足跗节背缘有一个小凹陷结构,称为哈氏器,是蜱的嗅觉感受器。气门（spiracle）1对, 位于躯体两侧第4对足基节的后方,周围有气门板,其形状因虫种而异（图13-2）。

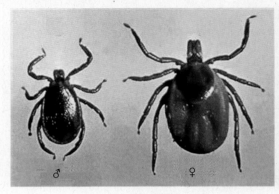 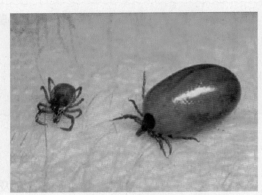

图 13-2　全沟硬蜱成虫　　　　　图 13-3　饱血前后的全沟硬蜱雌虫

全沟硬蜱（*Ixodes persulcatus*）: 躯体呈卵圆形,体褐色。颚基宽短、近五角形。须肢细长。雌虫盾板椭圆形,无眼及缘垛,肛沟围绕在肛门之前。足 I 基节有发达的内距,超过基节 II 前缘（图13-2、图13-3）。

草原革蜱（*Dermacentor nuttalli*）: 盾板上珐琅斑明显,有眼和缘垛;须肢宽短,颚基矩形,足 I 转节的背距短而圆钝。

2. 软蜱（soft tick）

成虫玻片标本,解剖镜或低倍镜观察。

体表有皱纹及盘窝等结构,棕黄色。颚体较小,位于躯体腹面第1对足基节间,从背面看不到。颚基背面无孔区;须肢4节, 第4节指状,与其他节等长, 4节均可活动。躯体背面无盾板,雌雄不易区别。腹面无腹板,气门板位于第4对足基节的前外方。

（1）波斯锐缘蜱（*Argas persicus*）: 一种侵袭鸡、火鸡、鸽、鸭、鹅等多种鸟类的吸血软蜱,亦吸食人血。成虫呈扁平的卵圆形,前部较窄,长 4 ～ 10mm,宽 2.5 ～ 6mm,背侧表面呈革状质地,边缘薄锐,未吸血时呈黄褐色,吸饱血后呈灰蓝色。假头位于腹面前方,不能由背面看到。雌、雄虫在外形上无明显差别（图13-4）。

（2）乳突钝缘蜱（*Ornithodoros papillipes*）: 躯体呈椭圆形,长 2 ～ 10mm,前端逐渐细窄,体缘圆钝,背面边缘有缘褶。体表呈颗粒状,前部及中部有几对盘窝。肛后横沟较直,与肛后中沟相交处几乎呈直角。分布于新疆、山西（图13-5）。

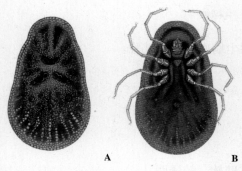
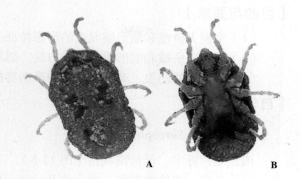

图 13-4　波斯锐缘蜱雌虫背面（A）和腹面（B）　　　图 13-5　乳突钝缘蜱背面（A）和腹面（B）

【示教标本】

1. 硬蜱成虫浸制标本

肉眼观察自然形态（注意假头位置）、大小、颜色；饱血状态虫体与非吸血状态虫体比较。

2. 软蜱成虫浸制标本

肉眼或放大镜观察。虫体呈椭圆形，黑褐色。颚体位于躯体前端腹面，从背面观察不到。躯体背面无盾板，体表多呈颗粒状、小疣状，或具皱纹、盘状凹陷等。

3. 硬蜱、软蜱成虫玻片标本

解剖镜或低倍镜示教：颚体、口下板倒齿、螯肢、须肢、颚基、哈氏器、盾板（软蜱无）、气门板、生殖孔、肛孔、缘垛等。

【实验报告】

（1）绘制硬蜱的颚体点线图（黑铅笔）。

（2）使用蜱螨检索图 4，认识硬蜱和软蜱。

二、螨 Mite

实验内容

1. 自学标本

镜下观察：人疥螨、蠕形螨、恙螨幼虫。

2. 示教标本

镜下观察：革螨、尘螨。

3. 技术操作

蠕形螨检查（挤压法、透明胶带粘贴法）、人疥螨检查、尘螨皮肤点刺试验。

【目的与要求】

（1）掌握人疥螨和蠕形螨成虫的形态特征。

（2）掌握人疥螨和蠕形螨的检查方法，熟悉尘螨皮肤点刺试验。

（3）了解恙螨幼虫、革螨、尘螨的形态特征。

【自学标本】

1. 人疥螨（*Sarcoptes scabiei*）

成虫玻片标本，低倍镜观察（图 13-6）。

（1）外形：虫体类圆形，大小约 0.5mm，体壁软，较透明。

（2）颚体：颚体短小，位于躯体前端，钳状螯肢 1 对，尖端具小齿；须肢 1 对，粗短、分 3 节。

（3）躯体：背面隆起，腹面扁平。体表有波状皱纹、皮棘、刚毛等。背部有 1 块盾板，雌螨盾板短而宽，雄性盾板长而窄。成虫 4 对足，粗短，圆锥形，分前后 2 组。前 2 对足跗节各有 1 长柄，其末端有吸垫，具有附着功能。雌螨后 2 对足末端各有 1 根长鬃；雄螨在第 3 对足末端有一长鬃，第 4 对足（亦称"导精趾"）末端为一吸垫。

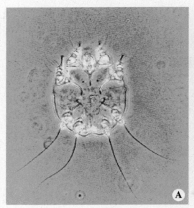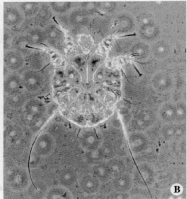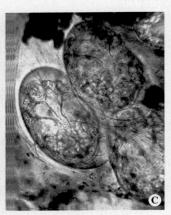

图 13-6　人疥螨腹面雌虫（A）、雄虫（B）和皮肤内的虫体（C）

2. 蠕形螨（*Demodex*）

成虫玻片标本，低倍镜观察。

虫体细长呈蠕虫状，乳白色，半透明。成虫长 0.1 ～ 0.4mm，雌虫略大。颚体宽短，位于躯体前端，螯肢呈针状，须肢缩成 3 节。躯体分足体和末体两部分。

（1）毛囊蠕形螨（*Demodex folliculorum*）：足体不到体长的 1/3，有 4 对短粗的足；末体占体长 2/3 以上，体表有环状横纹，末端钝圆（图 13-7）。

（2）皮脂蠕形螨（*Demodex brevis*）：末体约占躯体长度的 1/2，末端呈锥状，体表有环状横纹（图 13-8）。

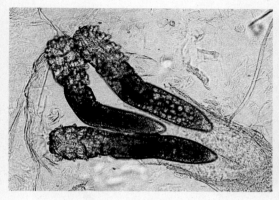

图 13-7　毛囊蠕形螨

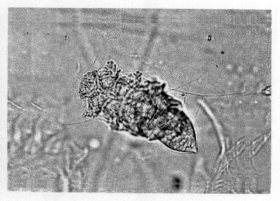

图 13-8　皮脂蠕形螨

3. 恙螨幼虫（地里纤恙螨 *Leptotrombidium deliense*）

幼虫玻片标本，低倍镜观察（图 13-9）。

（1）外形：体长 0.25 ～ 0.5mm。虫体呈椭圆形，浅黄色，饱食后呈圆形。幼虫 3 对足，口器呈剪状。

（2）颚体：细小，螯肢和须肢粗壮呈圆锥形。

（3）躯体：背部前方有背板，背板上有 5 根刚毛和 1 对圆形感器基，地里纤恙螨在感器基上各生出一细长分支的毛。背板两侧有眼 2 对，前眼大而发达，后眼小而退化。背毛 1 ～ 6 排，从前至后分别为 2、8、6、6、4、2 根，共 28 根。

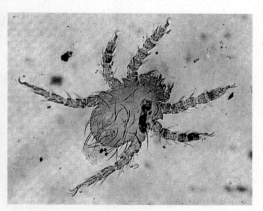

图 13-9　地里纤恙螨幼虫

【示教标本】

1. 革螨（gamasid mite）

革螨是一个很大的类群，与人体疾病有关的主要有 3 个科：厉螨科、皮刺螨科和血革螨科。选取一种成虫玻片标本，低倍镜观察（图 13-10）。

（1）外形：虫体呈椭圆形，体长 0.2 ～ 3.0mm，黄褐色，足 4 对。

（2）颚体：位于躯体前端，螯肢 1 对，呈针状、剪状或钳状；须肢棒状，分 5 节。

（3）躯体：多数种类有背板 1 ～ 2 块，背板上有刚毛，其数目及排序因种而异。腹面近颚体后缘正中处有一叉形胸叉。雌虫腹面通常有胸板、生殖板和肛板，雄螨腹面常愈合为一块全腹板。气门 1 对，圆孔状，位于第 3、4 对足基节间外侧，向前延伸形成气门沟。气门沟长短因种而异。

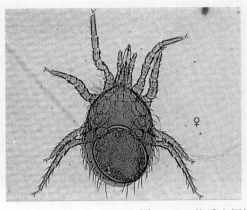
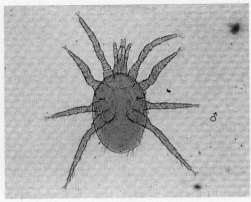

图 13-10　格氏血厉螨（雌螨体内为虫卵）

2. 尘螨（屋尘螨 *Dermatophagoides pterongssinus*）

成虫玻片标本，低倍镜观察（图 13-11）。

（1）外形：虫体略呈椭圆形，体长 0.2 ～ 0.5mm，表面具细密的波状皮纹。

（2）颚体：位于躯体前端，螯肢钳状。

（3）躯体：背面前端有狭长盾板，雄虫有后盾板。背面肩部有 1 对长鬃，后端还有 2 对长鬃。生殖孔在腹面中央，肛门近后端，雄虫还有肛吸盘。足 4 对，末端有钟形吸盘。

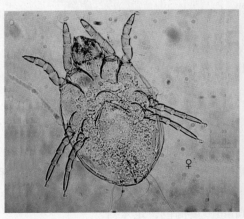
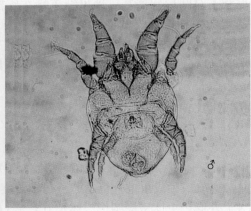

图 13-11　屋尘螨成虫

【技术操作】

1. 蠕形螨检查

（1）挤压法

1）材料：牛角药勺、酒精棉球、载玻片、盖玻片、酒精灯、液体石蜡或甘油等。

2）方法：用消毒过的药勺柄，从鼻沟或鼻尖等处轻压刮取毛囊及皮脂腺分泌物；将分泌物涂在滴加了液体石蜡的玻片上，加盖玻片，低倍镜检查。

可用甘油代替液体石蜡,将甘油滴在虫体上,静置 20min,使虫体更清晰。

(2)透明胶带粘贴法

1)材料:透明胶带、载玻片等。

2)方法:取长 3 ~ 4cm 透明胶带 1 条,于晚睡前洗净面部后贴在鼻尖、颊上部或两侧鼻翼处,次日清晨轻轻揭下,平贴于载玻片上,低倍镜检查。

此方法比压迫法可减轻疼痛,检出率高,但检查时间较长。

2. 人疥螨检查

(1)材料:甘油、滴管、载玻片、盖玻片、大头针、酒精灯、火柴等。

(2)方法:用消毒大头针尖,轻轻挑破患者表皮丘疹或疱疹,发现疥螨挖掘的隧道口,从开口处挑开,直到隧道的尽端。将找到的疥螨或其虫卵置载玻片上,加 1 滴甘油,盖上盖玻片,镜检。

3. 尘螨皮肤点刺试验

(1)材料:点刺针、酒精棉球、尘螨抗原、生理盐水。

(2)方法:在患者已消毒的前臂上,分别滴加生理盐水或尘螨抗原各 1 滴,用点刺针点刺皮肤(先点刺滴加生理盐水处的皮肤,再点刺滴加尘螨抗原处的皮肤),15 min 后观察有无风团或红晕,从而推断其是否对尘螨过敏。

【实验报告】

(1)绘制皮脂蠕形螨和毛囊蠕形螨点线图(黑铅笔)。

(2)使用检索图 4 检索地里纤恙螨及其分类地位。

(刘红丽)

主要参考文献

陈建平，王光西，2004. 人体寄生虫学彩色图谱 . 成都：四川大学出版社

陈晓光，郑学礼，2008. 医学寄生虫学 . 北京：军事医学科学出版社

程训佳，2015. 人体寄生虫学 . 上海：复旦大学出版社

段义农，王中全，方强，等，2015. 现代寄生虫病学 . 2 版 . 北京：人民军医出版社

高兴政，2001. 医学寄生虫学实验指导 . 北京：北京医科大学出版社

高兴政，2011. 医学寄生虫学 . 2 版 . 北京：北京大学医学出版社

李朝品，2008. 人体寄生虫学实验研究技术 . 北京：人民卫生出版社

李朝品，高兴政，2012. 医学寄生虫图鉴 . 北京：人民卫生出版社

李雍龙，2008. 人体寄生虫学 . 7 版 . 北京：人民卫生出版社

刘佩梅，李泽民，2014. 医学寄生虫学 . 3 版 . 北京：北京大学医学出版社

卢思奇，2009. 医学寄生虫学 . 2 版 . 北京：北京大学医学出版社

沈继龙，张进顺，2012. 临床寄生虫学检验 . 4 版 . 北京：人民卫生出版社

汪世平，2014. 医学寄生虫学 . 3 版 . 北京：高等教育出版社

王勇，2014. 医学寄生虫学 . 2 版 . 北京：高等教育出版社

吴观陵，2013. 人体寄生虫学 . 4 版 . 北京：人民卫生出版社

吴忠道，汪世平，2015. 临床寄生虫学检验 . 3 版 . 北京：中国医药科技出版社

夏超明，彭鸿娟，2016. 人体寄生虫学 . 北京：中国医药科技出版社

徐国成，韩秋生，王继春，2005. 人体寄生虫学彩色图谱 . 沈阳：辽宁科学技术出版社

许隆祺，2016. 图说寄生虫学与寄生虫病 . 北京：北京科学技术出版社

殷国荣，刘丽红，2019. 医学寄生虫学实验教程 . 4 版 . 北京：科学出版社

殷国荣，王中全，2023. 医学寄生虫学 . 6 版 . 北京：科学出版社

曾庆仁，2006. 临床寄生虫学和寄生虫检验实验指导 . 2 版 . 北京：人民卫生出版社

詹希美，2010. 人体寄生虫学 . 2 版 . 北京：人民卫生出版社

张进顺，高兴政，2009. 临床寄生虫检验学 . 北京：人民卫生出版社

郑葵阳，2017. 医学寄生虫学（案例版）. 2 版 . 北京：科学出版社

朱爱辛，孙朝晖，张卫云，2004. 常见人体寄生虫学彩色图谱 . 广州：广东人民出版社

诸欣平，苏川，2013. 人体寄生虫学 . 8 版 . 北京：人民卫生出版社

Beaty BJ，Marquadt WC，1996. The Biology of Disease Vectors. Niwot，Colorado：The University Press of Colorado

Bogitsh BJ，Cheng TC，1998. Human Parasitology. 2nd ed. USA：Academic Press

Bogitshi B J，Carter C E，Oeltmann T N，2013. Human Parasitology. 4th ed. New York：Academic Press Inc

Chema J，2000. Parasitology. London，New York：Taylor & Francias

Markell EK，John DT，Dolin R，2006. Markell and Voge's Medical Parasitology. 9th ed. Philadelphia：W.B.Saunders Company

附录 医学节肢动物检索图

检索图 1 双翅目重要医学昆虫分科检索图

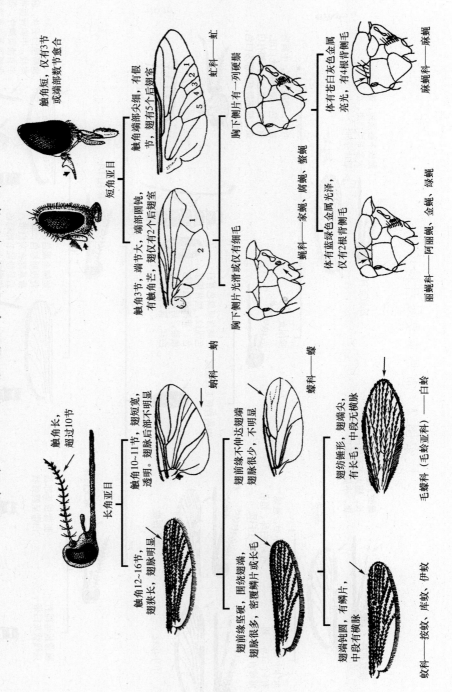

触角短，仅有3节或端部数节愈合

短角亚目

触角端蒂尖细，有假节，翅有5个后翅室

触角3节，端节大，端部圆钝，有触角芒，翅仅有2个后翅室

胸下侧片有一列鬃鬓

胸下侧片光滑或仅有细毛

体有苍白灰色金属亮光，有4根背侧毛

体有蓝绿色金属光泽，仅有2根背侧毛

蚜科——蚜

蝇科——家蝇、腐蝇、螫蝇

丽蝇科——阿丽蝇、金蝇、绿蝇

麻蝇科——麻蝇

触角长，超过10节

长角亚目

触角10-11节，翅短宽，透明。翅脉后部不明显

触角12-16节，翅狭长，翅脉明显

翅前缘不伸达翅端，翅脉很少，不明显

翅前缘坚硬，围绕翅端，密覆鳞片或长毛

翅纺锤形，翅端尖，有长毛，中段无横脉

翅端钝圆，有鳞片，中段有横脉

蚋科——蚋

蠓科——蠓

毛蠓科（毛蛉亚科）——白蛉

蚊科——按蚊、库蚊、伊蚊

· 133 ·

检索图2 常见重要蚊种检索图

库蚊亚科

雌蚊下触须短，翅大多无黑白斑，小盾片分3叶

喙粗，端部下弯，中胸背板褐色，侧面有4个白斑，两侧面黑色，腹部背面有白斑，腹部腹面基部为白色，虫体大型

骚扰阿蚊

喙细直

中胸背板黑色有白色纵纹，腹背板黑色，基部有银白色横带，后足跗节有白环，第5节全白

白纹伊蚊

中胸背无白斑纹

喙有白环

翅鳞黑白夹杂，麻点状，中胸背板前半有淡黄鳞片，中胸背板顶部有宽淡黄色带，后足胫节有夹杂灰白鳞片，体型较大

二带喙库蚊

翅鳞全黑色，中胸背板暗棕色，腹背板基部有灰白色带，后足胫节有棕色，体型较小

三带喙库蚊

喙无白环

腹背板基部有白带呈圆弧状

致倦库蚊

腹背板基部有直线状灰白带

淡色库蚊

按蚊亚科

雌蚊下触须与喙等长，翅大多有黑白斑，小盾片呈弧形

虫体小型，触须有3个白环，翅前缘有4个白斑

微小按蚊

虫体中等，触须有4个白环，翅前缘有2个白斑

中华按蚊

检索图 3 常见重要蚤种检索图

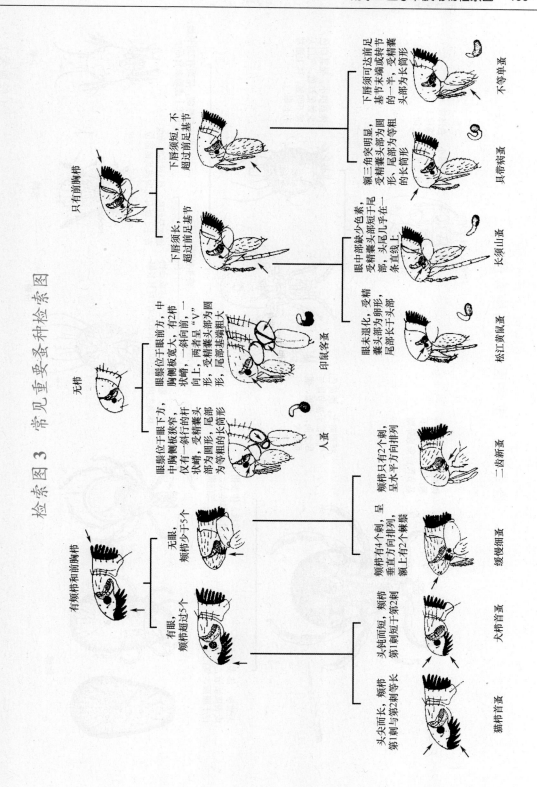

检索图 4　重要医学蜱螨检索图

体型很大，色泽较浓，气门无或位于基节Ⅲ与基节Ⅳ之间

体型很小，呈乳白色，少数呈红色，气门无或不明显，体上通常有长鬃

非寄生性螨，尾端有2对长鬃，栖息于床上或粉末食品中

尘螨

恙螨

寄生性螨，通常呈红色，具3对足，寄生于鼠耳壳内或具长鬃

疥螨

革螨

体型略大，淡黄色，气门位于基节Ⅲ与Ⅳ之间，背板、腹板长大

足短，躯体似乌龟，寄生于人体或动物，后3对足中至少有1对具长鬃

（殷国荣）

体型很大，体色一般深暗，气门位于基节Ⅳ前或稍后外侧

有盾板，体表粗光滑，颚体大，位于前端，气门很大

硬蜱

无盾板，体表有小疣或表皮皱，颚体小，位于腹面，气门很小

软蜱